2018年国家社科基金西部项目《基于中国经验传播的“一带一路”国家母婴健康促进合作策略研究》（18XGJ016）
重庆市教委人文社会科学研究重点项目《“一带一路”背景下社会资本进入医疗市场的社会风险防范与化解研究》（19JD002）

基于中国经验传播的“一带一路”国家母婴健康促进合作策略研究

JIYU ZHONGGUO JINGYAN CHUANBO DE “YIDAIYILU” GUOJIA MUYING JIANKANG CUJIN HEZUO CELÜE YANJIU

主　编　蒋　祎
副主编　李　浩　邱增辉　蒲漪然

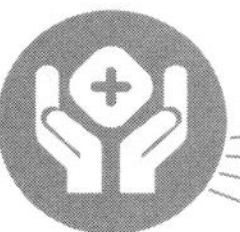

重庆大学出版社

图书在版编目（CIP）数据

基于中国经验传播的“一带一路”国家母婴健康促进合作策略研究 / 蒋祎主编. -- 重庆：重庆大学出版社, 2023.2

ISBN 978-7-5689-3638-5

Ⅰ. ①基… Ⅱ. ①蒋… Ⅲ. ①孕妇—妇幼保健—研究 ②婴幼儿—哺育—研究 Ⅳ. ①R715.3②TS976.31

中国版本图书馆CIP数据核字（2022）第223176号

基于中国经验传播的“一带一路”国家母婴健康促进合作策略研究

主　编：蒋　祎

副主编：李　浩　邱增辉　蒲漪然

策划编辑：胡　斌

责任编辑：胡　斌　　版式设计：胡　斌

责任校对：谢　芳　　责任印制：张　策

*

重庆大学出版社出版发行

出版人：饶帮华

社址：重庆市沙坪坝区大学城西路21号

邮编:401331

电话：（023） 88617190　88617185（中小学）

传真：（023） 88617186　88617166

网址：http://www.cqup.com.cn

邮箱：fxk@cqup.com.cn（营销中心）

全国新华书店经销

重庆天旭印务有限责任公司印刷

*

开本：720mm×1020mm　1/16　印张：13.5　字数：202千

2023年2月第1版　　2023年2月第1次印刷

ISBN 978-7-5689-3638-5　　定价：72.00元

序

健康是人类社会发展的基石，人人享有健康是人类命运共同体的重要内容和实践延伸。2016 年 6 月，习近平主席在乌兹别克斯坦提出打造“健康丝绸之路”主张，正式将健康提升到了“一带一路”倡议的重要前沿，为完善全球健康治理提供了新思路，助力构建人类命运共同体。

新中国成立以来，我国在卫生健康领域的发展取得巨大成就，可圈可点。《世界卫生组织组织法》开宗明义提出“任何国家在促进和保护健康所取得的成就都对所有的人有价值”。中国在消灭和防控传染病、母婴健康、非传染病防治、医疗服务的全覆盖和公平等方面的成功为人类健康做出了我们的贡献，也积累可以与世界各国，特别是发展中国家分享的经验。

母亲和婴儿的生存、健康和福祉对于消除极端贫困、促进发展和恢复能力以及实现可持续发展目标必不可少，也是衡量一个国家居民健康水平和评价一个国家医疗服务体系功能成效的主要指标。近几十年来，全球在控制新生儿和孕产妇死亡率方面取得了重大进展，但部分发展中国家新生儿和孕产妇的死亡人数仍然居高不下。

蒋祎教授主编的《基于中国经验传播的“一带一路”国家母婴健康促进合作策略研究》一书，首先分区域梳理了“一带一路”国家总体卫生健康状况和母婴健康现况。然后选择了四个在政治制度、社会发展、文化信仰、医疗服务体系等方面差异显著的“一带一路”典型国家，通过个案分析，明确了各国母婴健康促进中存在的主要问题，研究了中国经验的适用性和稳定性，提出适合各相关国家不同需求的未来合作方向和形式。最后以构建“人类卫生健康共同体”为目标，以全球卫生治理理论为基础，提出基于中国经验传播的“一带一路”国家母婴健康促进合作基本策略和适合不同国情的合作模式。

随着公共卫生问题全球化，尤其是新冠肺炎疫情大流行，全球开始重新审视国际多边合作内容，更加重视发展理念和经验的分享。该书以母婴健康为切入点，首次尝试通过文献和实证材料收集与分析，实例模拟等方法，设计合作模式的研究方法，为我国未来在更多健康领域开展国际合作的决策过程与实施提供事实依据和方法借鉴，具有很高的学术价值和实践价值。

我和蒋祎教授及其团队的联系是基于我们对国际卫生健康事业，特别是对发展中国家卫生健康的关注，以及对卫生健康事业国际合作的共同兴趣。我们的第一次接触是在常被忽视的太平洋岛国卫生健康领域，后来涉及母婴健康和其他领域。期待《基于中国经验传播的“一带一路”国家母婴健康促进合作策略研究》的出版为“健康丝绸之路”建设添砖加瓦，为提升我国在全球卫生治理领域的软实力和影响力作出贡献。期望本书的出版能引起学界对研究我国参与全球健康卫生合作，特别是“一带一路”框架下国家合作研究的重视。

全球健康治理、国际卫生援助专家
原世界卫生组织太平洋岛国技术援助司首任司长
世界卫生组织太平洋岛国全权代表
北京中医药大学教授

前　言

2013年国家主席习近平提出共建“一带一路”倡议，该倡议以共商共建共享为原则，以和平合作、开放包容、互学互鉴、互利共赢的丝绸之路精神为指引，以政策沟通、设施联通、贸易畅通、资金融通、民心相通为重点，将理念转化为行动，将愿景转变为现实，现已成为全球最受欢迎的公共产品，也是目前前景最好的国际合作平台。民心相通是共建“一带一路”的人文基础。各国通过开展形式多样、领域广泛的公共外交和文化交流，增进了相互理解和认同，为“一带一路”建设奠定了坚实的社会基础和民众基础。

“民心相通”涵盖了文化、教育、旅游、卫生、生态、援助与减贫等多个领域，其中加强卫生健康交流合作是凝聚民心的重要内容。自首届“一带一路”国际合作高峰论坛召开以来，中国已与蒙古、阿富汗等国，世界卫生组织等国际组织，比尔及梅琳达·盖茨基金会等非政府组织相继签署了56个推动卫生健康合作的协议；与澜沧江—湄公河国家开展艾滋病、疟疾、登革热、流感、结核病等防控合作；与中亚国家开展包虫病、鼠疫等人畜共患病防控合作；与西亚国家开展脊髓灰质炎等防控合作。中国还先后派出多支眼科医疗队赴柬埔寨、缅甸、老挝、斯里兰卡等25个国家开展42次“光明行”活动，派遣短期医疗队赴斐济、汤加、密克罗尼西亚、瓦努阿图等太平洋岛国开展“送医上岛”活动。在35个沿线国家建立了中医药海外中心，建设了43个中医药国际合作基地。特别是新冠肺炎疫情以来，中国以疫苗援助为主线，引领国际抗疫合作，截至2022年8月，我国已向120多个国家和国际组织提供超过22亿剂疫苗，占全球首位，还向150个国家、13个国际组织提供超过42亿件防护服、84亿人份检测试剂和3 720亿只口罩等大批抗疫物资。中国秉持“构建人类命运共同体”理念，为破解全球发展难题、推动落实联合国《2030年可持续发展议程》提出中国方案、贡献中国智慧，已成为全球健康治理的重要力量。根据国务院新闻办公室2021年发布的《新时代的中国国际发展合作》白皮书，未来中国将继续为广大发展中国家抗疫提供力所能及的支持，继续帮助其完善公共卫生体系建设，并继续支持世界卫生组织等机构发挥重要作用。

母婴是健康领域的弱势群体，母婴健康是全球重点关注的卫生发展问题。尽管全球在该领域取得了显著的进步，但仍然面临着巨大挑战。2017年，全球每天仍有约810名妇女死于与妊娠或分娩有关的并发症，大约有29.5万名妇女在妊娠和分娩期间及分娩后死亡，可预防的死亡中有94%发生在中、低收入国家。其中2/3发生在撒哈拉以南非洲，1/5发生在南亚，包括很多我国正在进行卫生援助的国家或“一带一路”国家。2017年，低收入国家孕产妇死亡率为每10万例活产中有462名孕产妇死亡，而高收入国家则为每10万例11人。这反映出国家之间的巨大差距和母婴健康状况亟须改善的社会现实。联合国《2030年可持续发展议程》提出“全球孕产妇每10万例活产的死亡率降至70人以下”的目标，从目前的情况来看，这个目标的实现还需要全球所有国家的共同努力。在儿童健康方面，2019年全球有200万儿童在出生后1个月失去生命，主要原因是早产、分娩期并发症（如出生窒息）和感染，其中42%为产时死亡。如果在分娩期间获得高质量护理，包括持续的产时监护和及时的并发症干预，死亡是可以避免的。在非洲和南亚，大约50%的死亡是产时分娩，而在西欧和北美，这一比例为6%。2020年，全球5岁以下儿童死亡率是37‰，主要死因是肺炎、腹泻和疟疾，而这些疾病中一半以上是可以采取干预措施进行预防和治疗的。因此，国际上对母婴健康状况较差的国家进行援助是十分必要的，也是中国在未来的卫生援助和“一带一路”卫生健康合作中应当继续予以重视的领域。

习近平主席在2017年“一带一路”国际合作高峰论坛圆桌峰会上强调：“‘一带一路’源自中国，但属于世界。‘一带一路’建设跨越不同地域、不同发展阶段、不同文明，是一个开放包容的合作平台，是各方共同打造的全球公共产品。”在这个平台上，每一个国家在历史发展中形成的优秀经验都可以与其他国家共享，互学互鉴。而新中国短短五十年就在一穷二白的基础上建立起覆盖面广、网络完善、投入保障力度大并且有健康扶贫支持的妇幼保健服务体系，母婴健康水平显著提升，这些经验都是可以与“一带一路”合作伙伴共享的宝贵财富。因此，我们应当大力宣传中国用实践证明的成功经验，向世界讲好中国故事，让更多的国家和民众受益。基于这样一种初衷，本研究在明确“一带一路”国家母婴健康状况的基础上，提炼总结中国不断改善和提高母婴健康水平的成功经验，并将其对不同的典型国家开展适用性分析，然后针对不同健康水平的国家分别提出合作建议，以期为国家不断推进“健康丝绸之路”的建设提供客观、准确的依据。

本书主要在以下几个方面进行了创新探索:

第一，对“一带一路”绝大多数国家的卫生健康状况，特别是母婴健康状况进行了横向、纵向的数据收集与健康影响因素的全面综合分析。“一带一路”建设是平台，构建人类命运共同体是目标。在这个平台上，所有国家都是平等互利的主体。中国要与之开展卫生合作，应当首先对每一个国家的卫生健康状况进行充分了解。因此，本研究将所有“一带一路”国家以大洲为分析单位按照健康水平由低到高的顺序进行排序，分为东亚、东南亚，大洋洲，中亚，西亚、北非四大区域，先对每个区域所有国家的总体健康指标进行分析，然后聚焦于每个区域内具有代表性的典型国家的母婴健康情况，不仅考察其纵向变化趋势，还对现状及影响因素进行全面深入剖析，以发现各个国家所具有的不同特点，进一步明确其卫生合作需求。

第二，改造 PEST 分析方法对中国经验在典型国家的适用性进行分析，以明确中国母婴健康促进经验对不同的政治、经济、社会文化和卫生体系国家的适用性。PEST 分析方法本是一种针对组织或行业的宏观环境分析模型，包括政治、经济、社会文化和科学技术四类要素。由于目前关于中国经验适用性的研究很少，还未形成公认合适的研究方法，而根据前期文献研究的结果，一国经验对其他国家是否适用与该国的宏观环境有十分密切的关系，因此本研究在保留 PEST 分析方法前三项要素的基础上创造性地进行了改造，将“科学技术因素”改为“卫生体系要素”，确立了四个类别的指标，然后进一步确定了一级和二级要素指标，最终形成一个包含 18 个一级指标、32 个二级指标的“中国母婴健康促进经验适用性分析指标体系”，为典型国家的适用性分析奠定了科学基础。在进行理论研究之后，根据该国在本区域的影响力，及其在政治、经济、文化和卫生体系方面的代表性，本研究选取了越南、巴布亚新几内亚、哈萨克斯坦和沙特阿拉伯作为典型国家，以指标体系为依据，逐一分析了中国经验在这些国家的适用性。研究发现，影响适用性的因素非常复杂，我国在制定卫生合作政策时应当对每一个国家进行全面、深入地综合分析，做到一国一策，甚至一地一策，要充分尊重该国的政治、经济制度和社会文化，这样卫生合作才能长期有效地推进。

第三，以“全球健康治理”理论为依据，在中国国际话语权不断增大、参与全球健康治理的程度不断加深的背景下，提出中国与不同健康水平的“一带一路”国家进行卫生健康合作的策略。中国的国际卫生合作分为三个阶段。从 2003 年开始，中国积极发展同世界卫生组织、上海合作组织、中国—东盟、亚太经合组织的多边合作机制以及同重点国家的双边合作机制，积极参与全球及区域性重大卫生议题的讨论和卫生政策的制定，成为国际卫生合作的重要主体，这标志着中国的国际卫生合作进入了新阶段。2017 年，中国与世界卫生组织签订了《关于“一带一路”卫生领域合作的谅解备忘录》，这一里程碑事件使得中国与世界卫生组织的合作能够扩展到“一带一路”沿线国家、区域甚至全球。由此，中国参与国际卫生合作的主动性更强，合作伙伴更多，领域更广泛、机制更灵活，中国已实现了从受援国到援助国的华丽转身。而这正是中国向世界传播其卫生健康成功经验、进而扩大国际影响力的重要历史机遇。因此，国家需要学术界对“一带一路”国家各方面的状况进行深入分析和研究，尤其是合作深度远不及经贸领域的卫生健康领域，从而为国家下一步决策做好储备。特别是新冠肺炎疫情以来，中国引领国际抗疫合作，中国的全球健康治理实践已经迫使学术界必须加快发展，使研究成果更具有前瞻性，本研究即是以此为目标提出中国与“一带一路”国家母婴健康促进合作策略。本研究首先回顾了全球健康治理的概念及其发展历程，然后从合作理念、合作主体、合作机制、合作内容等方面分析了目前中国经验传播面临的挑战，最后针对以上挑战提出中国可以采取的策略，特别是针对不同健康水平的国家，提出了不同的合作内容建议。

本书是 2018 年国家社科基金研究项目的成果。在撰写过程中，得到了很多全球健康领域专家的悉心指导与无私帮助。特别感谢原世卫组织助理总干事、原卫生部国际司司长、北京大学全球卫生系刘培龙教授。刘教授不仅有深厚的全球健康学术功底，更具有极其丰富的全球健康外交实践经验。在他的指导下，本研究更具有时代价值和社会价值。刘教授在百忙之中对文稿进行逐字逐句修改，帮助梳理研究思路，就如何提升本书的学术价值提出了诸多高水平建议，他求真务实的学术精神让作为晚辈的我由衷地敬佩，也深深感到全球健康研究者在新时代中国应当承担的历史使命与责任。在此向刘培龙教授和所有帮助过课题组的专家们表示衷心感谢！

由于本书数据量大、参考文献多，李浩和邱增辉两位副主编付出了艰苦的努力，还有蒲漪然、谭博文、高申、袁君等同学，积极参与资料的收集整理分析与文稿撰写。没有所有成员共同的坚守，便不可能有今天的这项成果，在此一并致谢！

当然，由于作者经历、水平有限，本书还有许多不完善之处，敬请各方有识之士不吝赐教。期待社会各界共同努力，为全球健康和“一带一路”建设贡献中国智慧和中国力量！

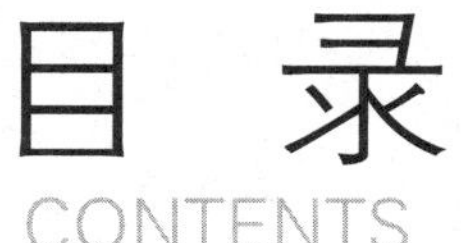

导 言

“一带一路”是习近平主席在新时代提出的推进沿线国家和人民全面发展，促进世界和平发展的重大倡议，也是“用中国理念之光，引领世界前行之路”的具体体现。截至 2021 年 1 月 30 日，中国已经同 140 个国家和 31 个国际组织签署 205 份共建“一带一路”合作文件。“一带一路”倡议正在成为中国参与全球开放合作、改善全球经济治理体系、促进全球共同发展繁荣、推动构建人类命运共同体的中国方案，开辟了中国参与和引领全球开放合作的新境界。

2016 年，习近平主席在乌兹别克斯坦最高会议立法院发表演讲时强调“携手打造绿色、健康、智力、和平的丝绸之路”[1]，而国家间的医疗卫生合作是“一带一路”建设的重要组成部分，为“一带一路”开辟了新的合作空间。目前，“健康丝绸之路”已经初步形成了以双多边为基础，服务六大经济走廊和沿线支点国家的卫生合作战略布局，政府主导、上下联动、多方参与的合作机制不断完善，并且在多个领域取得突破性进展，医疗卫生合作对“一带一路”倡议实施的保障与促进作用日益显现。

中国通过加强与沿线国家在妇幼健康、传染病与慢病防控、能力建设与卫生人才培养、卫生应急、中医药、全民健康、卫生体制建设与政策开发、医药产品等领域的合作，共同实现医疗卫生事业的高质量发展，增进各国民众的健康福祉，为深化中国与“一带一路”国家的多领域合作构筑深厚的民意基础，从而对“一带一路”倡议的持续推进发挥重要的保障作用。以民心相通促进贸

1 习近平．携手共创丝绸之路新辉煌，《人民日报》2016 年 6 月 23 日。

易畅通，产生“杠杆效应”，为中国健康产业“走出去”创造历史机遇，成为推动我国经济社会持续发展的新增长点。与此同时，健康丝绸之路为中国提供了参与全球卫生治理的实践平台。通过这个平台，中国向世界展示“共商共建共享”的理念，特别是构建人类命运共同体和人类卫生健康共同体的理念；可以针对相关国家、地区和具有全球意义的卫生问题，与各利益攸关方（包括双边和多边、政府和非政府以及公私合作的各类行为体）开展合作，贡献中国经验和智慧，丰富和完善有关国际规则。由于中国政府与世界卫生组织（World Health Organization，WHO）签署了《关于“一带一路”卫生领域合作的谅解备忘录》，中国政府还可以通过这个以全球卫生治理为核心职能的多边机构开展三方合作，扩大国际影响力和话语权。

新冠肺炎疫情全球蔓延凸显了加强全球公共卫生合作的紧迫性。相对于发达国家，疫情给发展中国家带来的损害更为严重，不仅危及人民生命健康，更导致发展中国家经济衰退，甚至社会倒退。而其脆弱的经济基础和低水平的卫生服务更需要得到国际公共卫生援助。习近平主席在多个场合呼吁打造“健康丝绸之路”并提出构建“人类卫生健康共同体”，对于强化全球抗击疫情信心，加强国际社会团结协作具有重要引领作用。行胜于言，中国积极为包括“一带一路”沿线国家在内的国际社会提供力所能及的支持和帮助，务实践行“健康丝绸之路”建设。截至 2020 年 10 月，中国向 33 个国家派出 35 个援外医疗专家组，向 150 个国家和国际组织提供了检测试剂、口罩、医用手套、呼吸机、防护服、隔离眼罩、医用鞋套、红外测温仪等防疫物资。此外，为响应联合国和世界卫生组织的筹资呼吁，中国宣布向联合国新冠肺炎疫情全球人道主义应对计划提供 5 000 万美元支持，并向世界卫生组织提供 5 000 万美元现汇援助；并在亚洲开发银行中国减贫与区域合作基金中指定 1 000 万美元，专门用于区域抗击疫情项目；向国际原子能机构捐赠价值 200 万美元物资，专门用于抗击疫情项目。中国始终秉持人类命运共同体理念，展现大国责任与担当，中国的国际卫生合作步入新阶段。

新冠肺炎疫情证明，建立在强大的卫生系统之上的全民健康覆盖是保障全球健康公平和安全的关键途径，是应对突发卫生事件的最佳防线。在后疫情时代，随着国际秩序逐步恢复稳定，中国不仅要加强与其他国家在应对重大突发传染病方面的国际合作，更要在增进全球健康公平和维护全球卫生安全方面，传递中国理念，提供中国方案，贡献中国智慧，从而推动人类卫生健康共同体的构建。因此，要从国家层面和长期目标出发，做好顶层设计，确定自身在全球卫生治理体系中的角色定位，切实谋划“健康丝绸之路”的走向布局。特别是转变传统卫生合作模式，积极探索“一带一路”国家卫生合作策略，提升中国在全球健康治理中的国际地位。

妇女儿童健康是全民健康的基石，是衡量社会文明进步的标尺，是人类可持续发展的基础和前提[1]。在联合国千年发展目标（Millennium Development Goals，MDGs）所确定的八项内容中，三项是健康目标，而这三项均与妇幼有关——“降低儿童死亡率”“改善产妇保健”“对抗艾滋病病毒”，足可见妇女儿童健康的重要性。在儿童健康方面，几乎所有的儿童死亡都发生在低收入国家，新生儿缺乏基本的医疗护理，腹泻、肺炎、疟疾等传染病和营养不良每年导致数百万儿童的死亡。同样，妇女健康在全球也存在着显著的不公平。

在中国，党和国家始终高度重视发展妇幼健康事业，经过不懈努力，中国妇女儿童健康水平显著提升，不仅提前实现了联合国千年发展目标中的相关指标，而且实现了联合国可持续发展目标（Sustainable Development Goals，SDGs）。然而部分“一带一路”国家的母婴健康水平仍然较低且改善缓慢。作为一个拥有 14.1 亿人口的发展中国家，中国在过去经济发展水平不高、卫生资源相对不足的情况下，在妇幼健康促进，特别是母婴健康促进方面取得了如此成就，其经验值得国际上有类似问题的国家学习和借鉴。近年来，中国已逐渐由受援国转变为援助国，但对“一带一路”国家在健康领域的关注还比较有限，这与习近平主席提出的“打造‘健康丝绸之路’”的要求仍有距离。与此同时，妇幼健康也是国际社会长期聚焦的热点话题。2017 年 8 月 18 日，“一

1 秦耕．壮丽 70 年 奋斗新时代中国妇幼健康事业成就辉煌，《中国妇幼保健》2019 年第 17 期，第 3873-3874 页。

带一路”暨“健康丝绸之路”高级别研讨会在北京举行，世界卫生组织总干事谭德塞指出：“全民医疗保障和妇女、儿童、青年等重点人群的健康发展权成为‘健康丝绸之路’的新内涵、新外延。”会后发布的《北京公报》明确提出“要为人类健康事业发展贡献更多‘中国智慧’……提升‘一带一路’各国妇幼健康水平。”因此，中国应当主动回应国际社会关切，将该领域作为参与全球卫生治理的切入点和着力点，为共同促进全球母婴健康状况改善贡献力量。

基于此，本研究首先总结了“一带一路”国家母婴健康状况与问题，分析了中国经验在四个代表性国家的适用性，然后以全球卫生治理理论为基础，构建基于中国经验传播的国际卫生合作策略，以期能够提升“一带一路”国家母婴健康水平，也为开展其他领域的卫生合作，建设“健康丝绸之路”提供理论基础和实践支持。

一、本研究的价值

（一）学术价值

中国正在从全球治理被动的参与者，转变为重要的建设者、贡献者，日益走近世界舞台的中央。探索中国与其他“一带一路”国家在母婴健康促进领域的合作策略，不仅有助于完善“健康丝绸之路”建设的理论，丰富其内涵，还能够对过去由发达国家主导的全球健康治理理念和理论进行修正，为构建一个真正公平的全球健康治理体系提供理论支撑。

（二）应用价值

首先，分析“一带一路”国家母婴健康存在的主要问题和影响因素，从而有针对性地提炼出适合向其传播的中国经验，制订卫生合作的国别方案，才能真正有助于解决不同国家的卫生问题，从而提高该国母婴健康水平。其次，基于中国的发展经验探索中国与“一带一路”国家母婴健康促进合作的策略，还能够为中国经验在更多发展中国家的其他健康领域传播和中国在更多健康领域开展国际卫生合作提供思路和方法借鉴，从而加大中国参与全球卫生治理的广度和深度。

二、主要研究内容

（一）中国与“一带一路”国家卫生合作概述

该部分由第一章构成。主要是对中国与“一带一路”国家卫生合作进行概述，具体包括卫生合作的意义、总体思路与合作原则；卫生合作的主要形式与角色定位；卫生合作的主要成果。这一部分的目的在于分析全球卫生合作和打造“健康丝绸之路”对“一带一路”倡议的重要作用，明确中国与“一带一路”国家卫生合作的主要形式与角色定位，以及已经取得的成果。

（二）“一带一路”国家的母婴健康状况

该部分由第二章至第六章构成。第二章是总述，即在“一带一路”卫生合作宏观背景下，根据“一带一路”国家卫生健康基本数据，概括分析四大区域（南亚、东南亚，大洋洲，中亚，西亚、北非，按健康水平由低到高排序）总体卫生健康状况和母婴健康（含健康服务）状况，找出母婴健康促进共性问题、个性问题及其影响因素。第三章至第六章是分述，即先对“一带一路”四个区域总体卫生健康状况和母婴健康及服务状况进行分析，然后分别选取区域内母婴健康水平低于中国且有典型意义的支点国家进行重点考察，找出不同类型国家母婴健康个性问题及其影响因素。这一部分的目的在于明确“一带一路”国家母婴健康与卫生服务的基本状况，厘清不同区域国家的特征，从而为中国未来与这些国家的卫生合作提供基本依据和基本框架。

（三）中国母婴健康事业的发展、成就和经验

该部分由第七章构成。主要回顾了新中国成立后母婴健康事业的发展与成就，其中重点分析中国母婴健康事业发展的成功经验，为之后考察中国经验对不同国家的适用性和向其他国家传播经验，以及开展国际卫生合作奠定基础。

（四）中国与“一带一路”国家母婴健康促进合作的策略

该部分由第八章和第九章构成。首先运用PEST方法分析中国经验在个案国家的适用性，进而确定未来可能的合作领域和方式。在总结中国对外卫生援助所积累的经验与教训的基础上，基于全球卫生治理的理论框架，从理念、主体、内容、机制、资金与资源等方面，构建中国与“一带一路”国家母婴健康促进合作的总体策略。

三、研究方法

作为交叉学科研究项目，本课题注意跨学科方法的综合运用，并同时进行理论研究与实证研究。

第一，在分析“一带一路”国家母婴健康状况及其影响因素时，首先，筛选世界卫生组织、联合国儿童基金会、世界银行等多个国际组织和“一带一路”沿线各个国家的官方网站，对健康特别是母婴健康领域的数据进行全面汇总和分析。然后，通过检索国内外相关数据库尽量完整地收集有关“一带一路”国家母婴健康及其服务状况的文献，并运用主题分析法对获得的信息进行描述性分析。最后，使用鱼骨图法对支点国家的重点问题及其影响因素进行归纳。

第二，在总结中国母婴健康促进经验时，主要运用文献分析和关键知情人访谈明确中国母婴健康事业的发展和成就，然后分析中国母婴健康事业发展的成功之处及其原因。

第三，在分析中国经验对“一带一路”国家的适用性时，主要运用PEST分析法对中国经验在各国推广的政治环境、经济条件、社会环境、卫生基础等主要外部环境进行分析；同时，运用比较研究法，对中国与“一带一路”国家各自卫生治理体系进行比较,从而判断中国经验是否具有适用性及其适用范围。

第四，在构建基于中国经验传播的“一带一路”国家母婴健康促进合作策略时，使用文献分析法和专家会议法；个案部分进行实证研究，并运用基于主题的个案分析方法。

第一章　中国与"一带一路"国家卫生合作概述

中国与"一带一路"国家卫生合作拥有深厚的历史渊源和广泛的现实基础。古老的丝绸之路不仅是一条贸易通道，而且是一条中西方医学交流、医药贸易的通途。沿着这条路，中国的中草药、脉诊、针灸、引痘技术传到西方，而印度、阿拉伯和欧洲的药材和医术也被带到中国。"一带一路"倡议的提出，使积淀在各国民众心中彼此交融互鉴的传统精神得到激发升华，让古丝绸之路在当今的卫生健康合作领域焕发出新的活力，将国际卫生合作提升到新的高度。

1963 年中国向非洲国家阿尔及利亚派遣医疗队，可视为中国对外卫生合作的初次探索，然后合作对象延伸至亚、非、拉等地区的广大发展中国家[1]，卫生合作的参与主体、主要形式和合作领域也在不断丰富和拓展。自习近平主席提出打造"健康丝绸之路"以来，中国政府从不同角度和层次出发，科学制订方案，精心组织实施，与"一带一路"国家携手推进卫生领域的深度合作，取得了初步成效。在全球公共卫生危机的时代背景下，中国将继续凝聚同沿线国家的合作共识，创新合作策略，为卫生合作注入强大动力，赋予"健康丝绸之路"新的价值。

1　赵海滨，金智学，荣文丽，等 . 公共外交视角下的中国卫生外交评析，《西部学刊》2017 年第 12 期，第 24-28 页。

第一节　中国与“一带一路”国家卫生合作的意义、总体思路与合作原则

一、中国与“一带一路”国家卫生合作的意义

（一）保障“一带一路”建设，并带动更大范围的国际合作

“一带一路”建设的内涵是实现“五通”，即政策沟通、设施联通、贸易畅通、资金融通、民心相通，而卫生领域合作是民心相通的重要组成部分。因为健康是经济社会发展的基础条件，中国通过加强与“一带一路”国家的卫生合作，在降低公共卫生安全威胁的同时，缩小沿线国家间医疗卫生发展的差距，为“一带一路”建设保驾护航。此外，卫生领域具有政治敏感度低、社会认同度高的特点[1]，更容易以一种“柔性”方式获得沿线国家的支持。以经贸合作为例，“健康丝绸之路”是沿线国家民心相通的纽带，可以为中国健康产业“走出去”铺平道路，充分挖掘海外广阔的市场需求，向沿线国家传播先进技术、专业人才、管理经验等，促进沿线国家健康领域的贸易往来和产业合作。“健康丝绸之路”在保障和拓宽“一带一路”合作领域方面显现出更多活力。

更重要的是，健康福祉作为人类发展的终极目的、国家繁荣昌盛的基础条件和社会文明进步的重要标志，它贯穿“五通”，既直接贡献于“五通”的实现，也受益于“五通”的推进，还是衡量“五通”所带来的经济、社会和环境发展的尺度。加强“一带一路”卫生健康合作有利于带动更大范围、更高水平、更深层次的国际合作，提高人类健康福祉，促进卫生健康共同体的构建。

（二）打造卫生合作新样板，提升中国在全球健康领域的话语权

在卫生全球化的时代背景下，基本形成了以世界卫生组织为中心的全球卫生治理机制。然而 WHO 无法发挥与其法定地位相匹配的领导协调作用，领

1　杨洪伟．卫生合作如何融入“一带一路”，《健康报》2015 年 10 月 19 日，第 6 版。

导权威及行动常常受到制约，现行机制呈碎片化、重叠化；缺失对治理主体的权利义务、争端解决作出明确解释的国际法上的硬性约束，难以实现多元行为体间作用于各个层面的协同配合。

但是，作为联合国的专门机构，WHO 仍然是全球卫生治理政策和规则制定的平台。因此中国应当积极参与在世卫组织平台上的全球重大问题的讨论和规则的谈判。同时健康丝绸之路为中国提供了一个参与全球卫生治理的实践平台。在这个平台上，中国可以展示全球卫生治理“共商共建共享”的理念，特别是人类命运共同体和卫生健康共同体的理念；可以针对相关国家、地区和具有全球意义的卫生问题，与各利益攸关方（包括双边和多边、政府和非政府以及公私合作的各类行为体）开展合作，贡献中国经验和智慧，丰富和完善有关国际规则。由于中国政府与 WHO 签署了《关于“一带一路”卫生领域合作的谅解备忘录》，中国政府还能够通过这个以全球卫生治理为核心职能的多边机构开展三方合作，扩大国际影响力和话语权。

长期以来，中国对 WHO 在全球卫生事务中发挥的领导协调作用给予高度评价，并且以实际行动支持维护其领导地位。双方保持的良性互动关系，对未来全球卫生治理的规则和秩序重塑具有参考价值。

二、中国与“一带一路”国家卫生合作的总体思路与合作原则

（一）总体思路

高举和平、发展、合作、共赢的旗帜，积极践行亲诚惠容的周边外交理念，以全方位加强对外卫生合作为主题，以全面提升中国同沿线国家人民健康水平为主线，坚持和平合作、开放包容、互学互鉴、互利共赢的核心价值理念，秉持共商、共建、共赢的合作前提，以周边国家为重点，以双多边合作机制为基础，创新合作模式，推进务实合作，促进中国及沿线国家卫生健康事业发展，携手打造“人类卫生健康共同体”，从而实现卫生相关的 2030 可持续发展目标，实现全民健康覆盖和卫生安全。

根据“一带一路”倡议走向，综合考虑沿线国家经济社会和医疗卫生事业发展情况以及合作基础和比较优势等因素，“一带一路”卫生交流合作将主要按照以下走向展开。一是“丝绸之路经济带”沿线：以中东欧和中亚为重点区域，辐射西亚，以捷克、俄罗斯、蒙古作为重点国家，以中国—中东欧国家卫生部长论坛和上海合作组织为主要合作机制。二是“21世纪海上丝绸之路”沿线：以南亚和东南亚为重点区域，以东盟、印度、巴基斯坦、澳大利亚、巴布亚新几内亚和斐济为重点国家，以中国—东盟、大湄公河次区域经济合作、澜湄合作、亚太经合组织、中巴经济走廊和孟中印缅经济走廊为主要合作机制。

（二）合作原则

中央与地方相结合。将中央层面行动计划和实施方案与省级层面的项目活动相统筹，充分调动各省（区、市）的积极性，指导、引导地方发挥主观能动性，开展与沿线国家的卫生合作。发挥国内各省（区、市）比较优势，加强东中西部互动合作，建立国家级和省级各层面合作机制，实施多种形式的合作交流项目，逐步形成中央和地方上下联动的合作格局。

传播与互学相结合。新中国成立以来，中国医疗卫生事业在实践探索中取得了巨大成就。因此，国际社会积极吸纳中国卫生事业发展取得的经验，例如1978年国际初级卫生保健会议提出的“初级卫生保健”和“人人享有健康”等理念正是对中国建国初期的“赤脚医生”模式和以社区为基础的卫生运动实践经验的有益借鉴。但是，合作不是单向输出，在传播经验的同时，也要善于发现合作方的长处，并引以为鉴。通过相互交流，发现不同国家在不同背景、不同环境下的经验，互通有无，取长补短，共享成果。

重点与全面相结合。在既往合作的基础上，结合沿线国家需求，首先从政治基础和合作基础良好的重要支点国家入手，积极利用现有双多边合作机制，加快正在执行项目的实施，对重点领域和优先项目，集中力量取得突破，形成示范带动效应。通过重要支点国家的辐射作用，以点带面，吸纳更多沿线国家参与，逐步形成与“一带一路”沿线国家卫生各领域全方位的合作关系。

多边与双边相结合。强化多边合作机制，发挥 WHO、上海合作组织、中国—东盟（“10+1”）、亚洲太平洋经济合作组织（Asia-Pacific Economic Cooperation，APEC，简称“亚太经合组织”）等现有多边合作机制作用及中国—中东欧国家卫生合作机制、中阿卫生合作论坛等平台的建设性作用，同时强化与重点国家在重点领域的双边合作，积极签署合作协议，实现互利共赢。特别是在习近平主席的见证下，中国政府与世卫组织签署了《关于“一带一路”卫生领域合作的谅解备忘录》，中国应当努力推动该备忘录的实施。

政府与民间相结合。“一带一路”卫生合作交流，在发挥政府宏观统筹、政策支持和引导服务作用的同时，动员事业单位、企业、民间团体积极参与，加强与沿线国家非政府组织、民间组织和社会团体的交流合作，开展学术交流、医疗服务和慈善救助等活动。政府与民间互为补充、互相协作，共同推动实现沿线国家国民的健康福祉。

援助与合作相结合。以开展与“一带一路”沿线国家政府间、机构间和人员间交流合作为基础，通过派遣长、短期政府医疗队，应需求派遣紧急医学救援队伍开展灾害卫生应急，实施“光明行”义诊活动等方式为沿线国家提供医疗援助，通过援助与合作相结合的模式促进沿线国家医疗卫生事业的发展[1]。并逐步向实现全民健康覆盖、推动可持续发展目标转型。

第二节　中国与“一带一路”国家卫生合作的主要形式与角色定位

中国与“一带一路”国家卫生合作仍处于起步或发展阶段，而对非洲卫生援助已积累了丰富经验，形成许多成功范例。因此本研究在分析卫生合作的参与主体与主要形式时，主要借鉴了对非卫生援助的相关研究成果。

1　国家卫生计生委．国家卫生计生委关于推进“一带一路”卫生交流合作三年实施方案（2015—2017），http://www.nhc.gov.cn/wjw/ghjh/201510/ce634f7fed834992849e9611099bd7cc.shtml.

一、中国与“一带一路”国家卫生合作的主要形式

（一）官方层面的合作

1. 双边卫生合作

中国政府开展的双边卫生合作主要形式为派遣援外医疗队、医院建设、药品和设备捐赠等。截至 2019 年底，中国累计向 72 个国家和地区派遣长期医疗队，共 1 069 批次 27 484 名医疗队员，涵盖内外妇儿、中医、麻醉、护理、病理、检验、公共卫生等医疗医学全领域。目前有近千名医疗队员在非洲、亚洲、大洋洲、美洲、欧洲 55 个国家的 111 个医疗点开展对外医疗援助工作。同时，为包括“一带一路”国家在内的发展中国家援建综合性医院、疟疾防治中心、专科诊疗中心、中医中心、卫生培训和研究中心等医疗卫生成套项目，从而缓解了受援国医疗卫生设施不足的困难。此外，中国还向受援国捐助医疗物资和药品，以配合医疗卫生成套项目的有效运转。近年来，中国对卫生援助的领域和形式都进行了拓展，包括疾病控制（如疟疾、血吸虫病防控）领域的人群干预试点、特殊人群（妇女儿童）健康促进的公共卫生项目，还有对突发公共卫生事件（埃博拉、新冠肺炎）开展的紧急医疗和公共卫生行动。

2. 地区性卫生合作

近年来，卫生领域的合作成为中国与周边国家关注的重要议题，中国在地区性卫生合作中发挥了重要作用，是亚洲地区现有卫生合作机制的主要发起人和倡导者[1]。中国参与的地区性卫生合作机制主要有：中日韩卫生部长会议机制、中国—东盟卫生部长会议机制、东盟—中日韩卫生部长会议机制、大湄公河次区域公共卫生论坛等。除此之外，还建立了“中非合作论坛”“中国—阿拉伯国家合作论坛”“中国—拉共体论坛”“中国—太平洋岛国经济发展合作论坛”，通过这些地区性卫生合作机制，中国具有了更大的国际影响力。

1　罗艳华 . 全球公共卫生外交的演变历程和当前发展，《人民论坛》2020 年第 19 期，第 116-118 页。

（二）民间层面的合作

1. 中国大学对外开展学术交流与教育

中国与“一带一路”国家的医疗卫生交流与教育活动不断深化，积极拓展高等院校合作与交流，搭建“一带一路”国家来华留学生教育平台，其中包含了“扩大相互间留学生规模，开展合作办学，中国每年向‘一带一路’沿线国家提供1万个政府奖学金名额”等内容[1]。值得注意的是，医学类专业成为来华留学生除语言类专业之外的第二选择，规模居我国留学生学历教育各专业之首[2]。

2. 中国企业对外卫生领域的投资

“一带一路”倡议引领经济全球化向着健康方向发展，为中国企业和沿线国家创造了合作的机遇。中国企业开始重视并加强对沿线国家卫生领域的投资，在拓展市场需求和助力行业创新发展的同时，极大促进了沿线国家人口健康状况和医疗卫生条件的改善，为推动中国与沿线国家在卫生领域的深入合作、塑造中国良好的国家形象作出贡献。

3. 民间社会组织开展对外卫生援助

由于国际环境复杂多变，中国在推进“一带一路”建设过程中必然会面临舆论压力和阻力。而民间社会组织能够凭借自身独特的传播方式和影响力使得“一带一路”倡议更好地被沿线国家接受。成立于2017年的中国红十字基金会“丝路博爱基金”，致力于优化“一带一路”人道主义服务供给，在沿线国家建立全球应急救护走廊和救护站，培训医疗人员，对有迫切人道主义需求的人群进行救助[3]，成为中国民间社会组织对外卫生援助的典型代表。

---

1 国家发展改革委，外交部，商务部．推动共建丝绸之路经济带和21世纪海上丝绸之路的愿景与行动，《人民日报》2015年3月29日，第4版。

2 范熙，吕嘉春．加强医学留学生人文教育的途径探索，《中国医学伦理学》2014年第4期，第527-528页。

3 田媛．中国红十字基金会积极组织医疗援外 助力“一带一路”民心相通，https://politics.gmw.cn/2018-04/18/content_28376524.htm.

二、中国在与“一带一路”国家卫生合作中的角色定位

基于自身国家利益，中国积极开展与“一带一路”国家间的卫生合作，并发挥建设者、学习者和示范者的重要作用。

（一）建设者

中国一直是推进国际卫生合作的强有力的倡导者和实践者，主张通过合作解决全球卫生问题，以建设者的身份积极参加全球及区域性重大卫生议题的讨论和卫生政策的制定，成为国际卫生合作的重要参与主体。自习近平主席提出打造“健康丝绸之路”以来，中国将与沿线国家的卫生合作机制建设作为重点领域，积极搭建传染病防控、能力建设与人才培养、卫生应急和紧急医疗援助、传统医药、医疗和健康产业发展等领域的合作框架，逐步形成“一带一路”框架下集政府间政策协调、机构间技术交流和健康产业协同发展为一体的卫生合作机制。同时，中国通过“一带一路”这个全球卫生治理实践的平台，正积极建设打造一个公正合理的“健康丝绸之路”。

（二）学习者

全球卫生治理体系的力量对比正在发生变化，以中国为代表的新兴市场国家异军突起，迫切要求以更加主动的姿态参与国际卫生合作。“一带一路”国家健康水平差异较大，卫生体制也不尽相同，要求中国从全球各个层面的卫生合作实践中学习有益经验，最终营造互为补充、共同发展的合作氛围。例如，中国与沿线国家在传染病等公共卫生领域开展合作的同时，可以积累丰富的防治经验，促进发展科学研究和人才培养，提升我国应对突发公共卫生事件的能力。此外，中国开展国际卫生合作形式单一，多边合作和公私合作才开始起步，因此应当对多边组织和私人部门给予足够重视，相互学习借鉴管理经验，通过联合融资扩展卫生合作的资金渠道来源。中国还应向多边组织学习，如 WHO 这样的全球性国际组织以及东盟这样的区域性组织，更好地了解国际通行做法，利用他们丰富的经验信息，掌握相关专业知识，锻炼培养国际化人才。

（三）示范者

作为世界上最大的发展中国家和第二大经济体，中国高度重视全球卫生治理和国际卫生合作，积极倡导应对全球卫生挑战的中国方案，依托“一带一路”倡议，加强同沿线国家以及国际组织的卫生合作，致力于打造全球范围内的“健康丝绸之路”。习近平主席强调“要集中力量做成一批具有战略和示范意义的旗舰和精品项目……为南南务实合作增添动力。”在卫生领域的“示范”就是要传递“构建人类卫生健康共同体”理念，提供中国优质的卫生技术产品、传播中国卫生发展的成功经验，对合作方及其他国际发展伙伴产生示范效应。

第三节　中国与“一带一路”国家卫生合作的主要成果

一、以双多边为基础，服务六大经济走廊和沿线支点国家的卫生合作战略布局初步形成

中国与世界卫生组织签署《关于“一带一路”卫生领域合作的谅解备忘录》，对双方合作提高沿线国家健康卫生水平具有里程碑意义；夯实中国—中东欧国家、上海合作组织、中国—东盟、澜沧江—湄公河等多边机制下卫生合作，建立中国—东盟卫生合作论坛、中阿卫生合作论坛、中国—中东欧国家卫生合作论坛等区域多边部长级对话平台，夯实高层对话平台；参与中俄、中印尼、中南非等高级别人文交流机制和中以创新机制，深化与“一带一路”支点国家双边卫生合作；借助中美、中英、中法、中德等高级别人文、战略经济或政府磋商等机制，加强卫生政策对话与协作。

二、政府主导、上下联动、多方参与的合作机制不断完善

在中央有关部委支持和相关政策引导下，支持中国疾控中心，构建公共卫生网络；支持中国医学科学院，搭建医学科研合作伙伴关系；支持中国医院协会，建立医院合作联盟；支持中华医学会和国家卫生计生委人才交流中心等

机构，促进医务人员培训与交流；支持国家卫生计生委国际交流中心，推进健康产业合作。

三、以早期收获为抓手，发挥示范效应，沿线民众获得感明显增强

半世纪来，中国先后向“一带一路”国家派遣医疗队，协助推进各国卫生发展，广受赞誉。近年来，与“一带一路”国家卫生合作交流不断深化、合作领域日益扩展，在多个领域取得了突破性和示范性成果，建设了一批海外中医中心，增强了沿线国家民众的获得感，卫生合作对“一带一路”倡议实施的支撑与促进作用日益显现[1]。

1 国家卫生计生委国际合作司．“一带一路”卫生合作稳步推进，“健康丝绸之路”成果丰硕，http://www.nhc.gov.cn/gjhzs/s3582/201705/862119c3357442a9ae66ce998da292da.shtml.

第二章　“一带一路”国家母婴健康状况

第一节　“一带一路”国家卫生健康状况及影响因素

健康的价值，不仅表现为其作为人类发展首要目标之一的内在价值，也体现在其对人类发展的其他维度。健康具有强大的工具性价值，特别表现在对经济发展的重要促进作用[1]。对于健康的积极关注，可以辐射到经济社会发展的各个领域。目前参与共建“一带一路”的国家分布广泛，横跨非洲、亚洲、欧洲、大洋洲、北美洲和南美洲六大洲，以全方位、多层次、宽领域的卫生合作，构建人类卫生健康共同体。

母婴群体的健康状况与每一个国家的总体健康状况密不可分，因此本研究在每一部分都先分析“一带一路”国家总体健康状况和卫生服务情况、公共卫生状况及相关影响因素，然后再聚焦到母婴群体，分析其健康指标及影响因素。

在分析总体健康状况时，本研究将健康指标分为两类：第一类为核心指标，即应用于所有地区和国家的健康指标；第二类为非核心指标，其应用因国而异。核心指标包括：孕产妇死亡率（Maternal Mortality Rate，MMR）、婴儿死亡率（Infant Mortality Rate，IMR）、5岁以下儿童死亡率（Under 5 Mortality Rate，U5MR）、低出生体重婴儿占比、5岁以下儿童超重率。非核心指标包括：传染病发病率（例如越南、巴布亚新几内亚）、卫生资源情况（例如哈萨克斯坦）、慢性病患病率（例如沙特阿拉伯）等。

1　王曲．健康的价值及若干决定因素：文献综述，《经济学》2015年第1期，第1-52页。

在分析健康影响因素时，本研究采用了 WHO 的健康社会决定因素行动框架。2008 年 WHO 以达尔格伦（Dahlgren）和怀特海德（Whitehead）建立的健康社会影响因素（Social Determinants of Health，SDH）经典模型为基础，发布了题为《用一代人时间弥合差距》的报告（以下简称“报告”），提出健康社会决定因素行动框架。报告指出，造成健康结果不公平的主要原因是社会因素。其中，社会结构性因素决定着人们的日常生活环境，而国家和政府所采取的不同的社会资源分配制度（包括卫生体系和其他社会福利制度）可以影响社会结构性因素和日常生活环境，进而影响健康结果。因此，要改善健康结果，不仅要改善人们的日常生活环境，还要关注社会结构性因素，改善权力、财富和社会资源分配的不公平，要在所有政策、系统和规划中体现健康公平，并通过多部门合作来实现[1]。这一理念被世界普遍认可，该框架也已成为大多数国家健康事业发展的指导原则。根据该框架，健康决定因素由内到外可分为五层，处于内层的因素受外层因素的影响：第一层是个体的年龄、性别、遗传因素；第二层是个体行为和生活方式；第三层是社会和社区网络的影响，即社会支持，其影响既可能是正向的，也可能是负向的；第四层是社会结构性因素，主要是社会经济地位，通常用收入、教育和职业三个指标衡量，还包括工作环境、城市化和卫生保健服务等；第五层是宏观社会经济、政治、文化与价值观、环境[2]。基于以上框架，本研究根据不同区域或国家的实际情况分析了该区域或国家主要的健康社会决定因素。

一、“一带一路”国家总体卫生健康状况

自 2013 年习近平主席提出“一带一路”倡议以来，截至 2021 年 1 月 30 日，中国已经同 140 个国家和 31 个国际组织签署 205 份共建“一带一路”合作文件。2016 年“一带一路”国家国内生产总值（Gross Domestic Product，GDP）为 12

1 WHO. Closing the Gap in a Generation-Health Equity Through the Action on Social Detrminaants of Healths. World Health Organization，2008.

2 Dahlgren G，Whitehead M. Policies and Strategies to Promote Social Equity in Health. Background Document to WHO-Strategy Paper for Europe. Arbetsrapport，2007，14.

万亿美元，约占全球 GDP 总量的 16%，人口总和为 32.1 亿人，约占全球总人口的 43.4%。由于自然环境、经济水平等方面的差异，“一带一路”国家的人群健康状况差异较大。根据世界卫生组织所公布的“一带一路”国家健康状况基本指标（附件一），以人均期望寿命为标准，可将各区域国家的总体健康水平作如下区分：中东欧地区和独立国家联合体（Commonwealth of Independent States，CIS，简称“独联体”）的总体健康水平高，中国健康水平较高，西亚、北非地区健康水平一般，中亚地区健康水平较低，大洋洲的太平洋岛国和南亚、东南亚地区健康水平低。

二、“一带一路”沿线不同区域卫生健康状况及相关影响因素

根据“一带一路”国家的地理分布划分区域，然后按照区域卫生特征和健康状况，并参考战略支点国家[1]，本研究分地区选取 15 个代表性国家作为研究对象，同时，根据 WHO 所公布的基本健康指标和主要影响因素，按照地区总体健康状况从低到高的顺序进行描述。

（一）“一带一路”南亚、东南亚国家卫生健康状况及相关影响因素

在南亚、东南亚地区的国家中，老挝、缅甸、阿富汗和巴基斯坦 4 国的健康状况最差，略好的是斯里兰卡和泰国，新加坡健康状况最好，该地区国家的突出健康问题各不相同。例如 2016 年老挝的婴儿死亡率和 5 岁以下儿童死亡率分别为 49‰和 64‰，均高于世界平均水平（31‰和 41‰）[2]；2015 年缅甸的人均期望寿命为 66 岁，低于世界平均水平（72 岁）。处于中间层次的泰国，传染病患病率在该地区处于高水平，2016 年艾滋病感染率（1.1%）超过世界平均水平（0.8%）[3]。新加坡是该地区居民健康状况最好的国家。南亚地区阿

1　杜正艾．精选“一带一路”建设战略支点国家的意义与建议，《行政管理改革》2016 年第 6 期，第 29-34 页。

2　World Health Organization. World health statistics 2017: monitoring health for the SDGs, Sustainable Develo pment Goals, Geneva: World Health Organization, 2017.

3　The Joint Programme on AIDS, Prevalence of HIV, total (% of population), https://data.worldbank.org.cn/indicator/SH.DYN.AIDS.ZS?end=2017&locatios=TH&start1990&typeshaded&viewchart.

富汗的人群营养不良发生率在2010年以前保持下降的趋势，但2011年以后出现回升，2016年阿富汗人群营养不良发生率（30%）是南亚地区最高的国家，且已超过世界平均水平（11%）2倍以上[1]。巴基斯坦妇幼卫生事业发展缓慢，2016年婴儿死亡率（64.2‰）和5岁以下儿童死亡率（78.8‰）为该地区最高水平[2]。

1. 卫生可及性较差是成人死亡率高的重要原因

卫生可及性与死亡率有明显的负相关关系[3]。以老挝和缅甸为例，大多数农村地区居民与医疗机构距离较远[4]，可能失去最佳治疗时机，也迫使更多的产妇选择在家分娩。另外，两国专业卫生人员覆盖率不足：2015年老挝和缅甸每万人卫生人员数分别为10.4和15，约为世界平均水平（45.6）的1/4和1/3[5]。这些因素对成年男性、女性死亡率有较为明显的影响，2017年缅甸的成年男性、女性死亡率分别为224‰和162‰，均高于世界平均水平（178‰和121‰）[6]。

2. 气候特点进一步促进了传染性疾病的传播

东南亚地处热带，终年高温多雨的自然气候易促进细菌的滋生和传播，加之不能保证饮用水源清洁和厕所卫生，使得传染病负担相较其他地区严重，疟疾、结核病等依然是最常见的传染病。例如2017年缅甸的结核病患病率为358/10万，高于世界平均水平（134/10万）2倍以上[7]。据WHO报告，人群传染性疾病的风险在很大程度上取决于是否使用改善的卫生设施。但是，2015

1 Food and Agriculture Organization of the United Nations, Prevalence of undernourishment (% of population), https://data.worldbank.org.cn/indicator/SN.ITK.DEFC.ZS?end=2016&locatios=AF&start2000&viewchart.

2 World Health Organization. World health statistics 2017: monitoring health for the SDGs, Sustainable Development Goals, Geneva: World Health Organization, 2017.

3 Titaley CR, Hunter CL, Heywood P, et al. Why don't some women attend antenatal and postnatal care serv ices? A qualitative study of community members' perspectives in Garut, Sukabumi and Ciamis districts of West Java Province, Indonesia, BMC Pregnancy and Childbirth, Vol.10, 2010, pp.61.

4 Pilasant S, Kulpeng W, Werayingyong P, et al. Maternal and child health voucher scheme in Myanmar: a review of early stage implementation, BMC Health Services Research, Vol.16, 2016, pp.600.

5 United Nations Population Division, World Population Prospects: 2018 Revision, https://data.worldbank.org.cn/indicator/SP.DYN.AMRT.MA?locations=MM&viewchart.

6 同上。

7 World Health Organization, Global Tuberculosis Report, https://data.worldbank.org.cn/indicator/SH.TBS.INCD?locations=PH&viewchart.2017/2018-11-20.

年老挝和缅甸使用改良饮用水源的人口比例仅为 76% 和 81%[1]。

3. 饮食方式和传统观念对母婴健康有不良影响

居民的饮食方式和传统观念对自身健康的影响较为突出，在东南亚地区尤为明显。以老挝和缅甸为例，该地区人口以糯米为主食，但当地的烹调和加工手法会损失大量水溶性维生素，从而造成居民营养元素的缺乏[2]。受传统观念的影响，在摄入主食、水果以及“白色”肉类方面存在限制和禁忌，都会使孕产妇和婴儿由于能量摄入不足而患上营养不良性疾病[3]。2016 年老挝的人群营养不良发生率为 17%，高于世界平均水平。此外，有近 1/3 的农村产妇不愿接受专业医护人员的接生而选择在家生产[4]，且绝大多数产妇分娩后有“热床”行为，是造成其死亡、泌乳不良、腹泻等的重要原因[5]。2015 年老挝和缅甸两国的孕产妇死亡率分别为 197/10 万和 178/10 万，高于该地区的平均水平（164/10 万）；2016 年两国的 5 岁以下儿童死亡率分别为 64‰和 51‰，在东盟国家中最高[6]。

（二）“一带一路”大洋洲国家卫生健康状况及相关影响因素

作为大洋洲高度发达的资本主义国家，澳大利亚和新西兰国民健康水平较高（原住民除外），2019 年人均期望寿命已分别达到 82.9 岁和 82 岁，各项健康指标均高于世界平均水平。政府十分重视卫生保健工作，实行全民医疗保健制度，使得大部分国民能够享受所需的卫生保健服务。而以巴布亚新几内亚、斐济为代表的太平洋岛国，虽然也建立了卫生体系，但是由于经济发展落后，政府在卫生领域投入的经费预算有限，国内卫生资源短缺，国民健康水平较低。

---

1 World Health Organization. World health statistics 2017: monitoring health for the SDGs, Sustainable Development Goals, Geneva: World Health Organization, 2017.

2 Barennes H,Simmala C, Odermatt P, et al. Postpartum traditions and nutrition practices among urban Lao women and their infants in Vientiane, Lao PDR, European Journal of Clinical Nutrition, Vol.63, 2009, pp.323-331.

3 Holmes W, Hoy D, Lockley A, et al. Influences on maternal and child nutrition in the highlands of the northern Lao PDR, Asia Pac J Clin Nutr, Vol.16, No.3, 2007, pp.537-545.

4 Sein KK. Maternal health care utilization among ever married, youths in Kyimyindaing Township, Myanmar, Matern Child Health J, Vol.16, 2012, pp.1021-1030.

5 同 1。

6 同 1。

下面侧重说明的是太平洋岛国（即澳大利亚和新西兰以外的大洋洲国家）的主要卫生健康状况。

1. 医疗服务发展滞后影响母婴健康

太平洋岛国在医疗服务覆盖范围和基础设施等方面比较差，基本医疗服务可及性较差，医疗机构集中在城市及周边地区。例如，巴布亚新几内亚转诊系统运行存在许多地理、文化和机制障碍，偏远和农村地区居民很难享受到医疗卫生服务。医疗机构人力资源短缺，药品供给能力不足，基础设施落后以及卫生信息系统运行不佳，导致该国母婴健康状况改善缓慢[1]。2017 年巴布亚新几内亚的 MMR、IMR 和 U5MR 分别为 145/10 万、37.8‰和 47.6‰，均远高于西太平洋地区平均水平[2]。该国卫生部一项调查显示，医疗服务发展滞后成为其 5 岁以下儿童死亡的主要原因之一[3]。

2. 气候变化增加传染病传播风险

太平洋岛国是世界上最容易受到气候变化和灾害影响的地区之一。《2019 年世界风险指数》将 5 个太平洋岛国列为风险最高国家，其中瓦努阿图和汤加分别排名第一、第三。气候变化引起的极端天气事件正在威胁大洋洲国家的健康，海平面与海水面温度的升高导致介水传染病发病率增加。台风、暴雨和洪涝引起粪便污物对水源和居住环境的广泛污染，容易造成霍乱、伤寒或甲型肝炎等介水传染病的暴发流行。此外，高温和洪水为病媒生物的寄生、繁殖和传播创造了适宜条件，扩大了流行的程度和范围，加重对人群的危害。

（三）“一带一路”中亚国家卫生健康状况及相关影响因素

中亚 5 国中，土库曼斯坦和塔吉克斯坦的健康状况最差，其次是乌兹别克斯坦和吉尔吉斯斯坦，哈萨克斯坦的健康状况最好。经济对于人群健康状况改善具有决定性影响，而中亚 5 国总体经济水平较低，各国贫困人口和农村人

1 World Health Organization. Independent State of Papua New Guinea Health System Review 2019, 2019.

2 The World Bank, 2018, https://data.worldbank.org/indicator?tab=all.

3 Department of National Planning. Papua New Guinea-Millennium Development Goals Final Summary Report 2015, 2016.

口众多。2016 年该地区人均 GDP 最高的哈萨克斯坦（7 453 美元）的母婴健康和人群营养状况较好，但其成年男性死亡率（295‰）在该地区处于最高水平，远远超过世界平均水平（180‰）[1]。土库曼斯坦经济水平处于中间层次，2016 年卫生总费用占国内生产总值的 1.23%，是 2015 年该地区人均期望寿命（68 岁）最低、IMR（43‰）和 U5MR（51‰）最高的国家[2]。塔吉克斯坦是 2016 年该地区人均 GDP 最低的国家（800 美元），人群营养不良发生率（38%）是世界平均水平的 3 倍[3]。

1. 气候特征和地理位置制约卫生事业发展

中亚地区的主要气候类型是温带大陆性气候，年降雨量较少，淡水资源普遍不足，受此影响土库曼斯坦和乌兹别克斯坦的卫生事业较为脆弱，其大部分水资源来自国外，这也使各国之间极易发生水文政治问题[4]。同时，地理隔离和持续的经济困难也导致中亚 5 国较难获得现有技术的疫苗和其他医疗用品，短缺程度因国家而异。在这种薄弱的卫生环境中，最普遍、最严重的问题是贫困、营养不良、缺乏安全饮用水和食品，以及接触有毒化学品，这对生活在该地区人群的身心健康都造成了严重威胁[5]。

2. 暴恐事件威胁国民的生命健康

绝大部分中亚国家居民是宗教教众，所以宗教思想对于该地区群众有着重要影响。近年来，中东局势动荡，恐怖组织活动猖獗，对中亚国家的社会稳定造成极大的安全隐患。少数宗教极端分子通过歪曲解释教旨思想，向受教育程度低的农村居民传播宗教极端思想，煽动无知群众进行破坏性活动，造成社会恐慌，更不利于中亚各国国民的生命安全。频发的暴恐事件不仅威胁中亚国

---

1 United Nations Population Division, World Population Prospects: 2018 Revision, 2017, https://data.worldbank.org.cn/indicator/SP.DYN.AMRT.MA?locations=MM&viewchart.

2 World Health Organization. World health statistics 2017: monitoring health for the SDGs, Sustainable Development Goals, Geneva: World Health Organization, 2017.

3 Food and Agriculture Organization of the United Nations, Prevalence of undernourishment (% of population), 2016, https://data.worldbank.org.cn/indicator/SN.ITK.DEFC.ZS?end=2016&locat” ios=AF&start 2000&viewchart.

4 Bekturganov Z. Water related health problems in Central Asia-areview, Water, Vol.8, No.6, 2016, pp.219.

5 Veenema TG. Health systems and maternal and child survival in Central Asian Republics, J Nurs Scholarsh, Vol.32, No.3, 2000, pp.301-306.

家居民的身心健康，而且造成了实际的人员伤亡，相较于10年前，中亚国家成人死亡率的下降幅度减缓[1]。

3. 苏联解体后医疗模式的转型存在问题

苏联解体后，中亚5国继承了苏联时期的医疗模式，即国有中央计划卫生体制，在此基础上根据各国国情都进行了相应转型[2]。但卫生体制改革的政策设计存在缺陷，没有取得预期效果[3]。例如哈萨克斯坦卫生体系旨在建设和发展农村初级卫生保健的基础设施，提供覆盖全民的免费医疗服务，但由于过度强调医院床位和医生数量，忽视医疗服务的质量和效率，国家财政和卫生资源无法满足基本医疗需求，高度的中央集权没有给卫生管理者提供更多的空间，导致了卫生体系的进一步衰退[4]。

（四）“一带一路”西亚、北非国家卫生健康状况及相关影响因素

西亚、北非国家区域特征较为明显，最典型的表现是以石油为主的单一经济体系、战乱频发的政治局面和多宗教信仰并存，人群的健康影响因素错综复杂[5]。以阿联酋为主的高收入国家整体健康水平较高，2015年阿联酋MMR为6/10万，2016年结核病患病率为1/10万，分别是世界平均水平的1/36和1/140[6]。以土耳其、伊朗为主的中等收入国家健康水平次之。以埃及为主的低收入国家整体健康水平较差，因国内政治环境问题，健康水平与前两个层次国家呈现较大差距。

1. 慢性非传染性疾病成为主要死因

慢性非传染性疾病（Noninfectious Chronic Diseases，NCDs）现已成为西亚、北非国家人群死亡的主要原因。以阿联酋为例，近年来在预期寿命延长

1 United Nations Population Division, World Population Prospects: 2018 Revision, 2017, https://data.worldbank.org.cn/indicator/SP.DYN.AMRT.MA?locations=MM&viewchart.

2 同1。

3 韦潇．中亚五国的卫生体制及其改革政策，《中国卫生经济》2010年第8期，第94-96页。

4 王笑笑．哈萨克斯坦医疗卫生体制改革综述，《中国卫生经济》2016年第4期，第94-96页。

5 檀有志．西亚北非地区动荡与中国能源安全探析，《国际安全研究》2013年第5期，第96-107页。

6 World Health Organization. World health statistics 2017: monitoring health for the SDGs, Sustainable Development Goals, Geneva: World Health Organization, 2017.

和 MMR、IMR 降低方面取得了显著进步，但糖尿病、心血管疾病和癌症等 NCDs 发病率上升是目前所面临的严重问题[1]。女性 NCDs 患病率和死亡率高于男性，且差异显著。大多数海湾国家信奉伊斯兰教，要求女性外出需以黑纱遮面，尽可能少出现在公众场合，这使女性缺少运动与锻炼的机会，易造成肥胖，继而成为慢性病的重要诱因[2]。

2. 医疗保障水平高，家庭医生制度推行范围广

在中东地区，大多数国家建立了全面覆盖的医疗保障体系，重视初级卫生保健的完善。例如 2015 年以色列已有超过 2 000 所面向社区的初级保健诊所，每千人医生数为 3.3 人[3]；阿联酋现已开启全民免费医疗制度，每千人医院床位数为 4，每千人医生数和护士数分别为 1 和 3，已达到世界先进国家水平[4]。在此基础上，家庭医生制度在该地区广泛推行，但由于缺乏符合资质的家庭医生，患者难以获得有效护理，等待时间更长，医疗保健系统负担沉重[5]。

3. 宗教文化对人口增长和传染病防控具有一定正向作用

受宗教文化的影响，西亚、北非国家对于性文化始终处于保守状态，该地区艾滋病和性病等传染病的发病率低于同等收入水平的其他国家[6]。但是由于其教义并不支持计划生育，很多伊斯兰国家的人口出生率一直处于较高水平。在该地区的国家中，除伊朗以外，阿联酋、沙特阿拉伯、也门和土耳其 2016 年的人口增长率均高于世界平均水平[7]。值得注意的是，伊朗为了降低过高的出生率水平，制定了控制人口增长的规划，使之符合宗教和教众利益，让各级领袖在讲经时加入了计划生育的内容，配合国家宣传，顺利开展计划生育，使

1　Koornneef E, Robben P, Blair I. Progress and outcomes of health systems reform in the United Arab Emirates: a systematic review, BMC Health Serv Res, Vol.17, No.1, 2017, pp.672.

2　Khan S, Ali SA. “ Exploratory study into awareness of heartdisease and health care seeking behavior among Emirati women(UAE)-cross sectional descriptive study” , BMC Womens Health, Vol.17, No.1, 2017, pp.88.

3　中以商务网 . 国家卫计委访问以色列医疗卫生体制考察报告，http://www.zhongyibiz.com/web/articles/7246.html.

4　优程网 . 阿联酋医疗卫生，http://www.7676u.com/Books_News/30517.html.

5　Abyad A, Al-Baho AK, Unluoglu I, et al. Development of family medicine in the middle East, Fam Med, Vol.39, No.10, 2007, pp.736-741.

6　马明良 . 伊斯兰教与穆斯林性文化，《回族研究》2002 年第 1 期，第 93-96 页。

7　United Nations Population Division, World Population Prospects: 2018 Revision, 2017, https://data.worldbank.org.cn/indicator/SP.DYN.AMRT.MA?locations=MM&viewchart.

得该国人口在近10年中发生迅速转变，生育率急剧下降，国民健康水平也随之提升[1]。

（五）“一带一路”中东欧、独联体国家卫生健康状况及相关影响因素

中东欧国家总体健康状况优于其他地区，但目前面临的主要挑战是人口老龄化不断加剧[2]。以波兰为例，2003年65岁及以上人口占总人口的12.9%，到2016年已增长至16%；心脑血管疾病、肿瘤等NCDs一直位于死因顺位前列[3]。独联体代表国家俄罗斯，也曾出现严重的人口危机，全国人口数量持续缩减，人口自然增长率长期呈现负数，死亡率居高不下，出生率下降，多个层面的人口结构不合理[4]。

1. 饮食结构和行为方式对健康有不良影响

在西方传统饮食结构中，高热量、高脂肪食品所占比重较大，蔬菜水果摄入量过少，易造成体内微量元素不足。俄罗斯人口中，55%以上受到肥胖症的困扰，70%体内维生素不足，40%体内缺少必要的微量元素[5]，成为众多慢性病的诱因。此外，日常行为方式对健康也存在较大影响。俄罗斯人的酗酒率和吸烟率非常高，人均酒精消耗量高于同地区的大多数国家，且烟民的低龄化现象较为严重，这些都是导致俄罗斯中青年人死亡的重要因素[6]。

2. 卫生资源总量丰富但卫生服务利用率较低

波兰和俄罗斯的卫生资源总量比我国丰富，2012年中国、波兰每千人医院床位数分别为4.2、6.5[7]；2015年中国、波兰、俄罗斯每万人拥有的卫生人

1　Salehi-Isfahani D, Abbasi-Shavazi MJ, Hosseini-Chavoshi M. Family planning and fertility decline in rural Iran: the impact of rural health clinics, Health Econ, Vol. 19, No. S1, 2010, pp. 159-180.

2　于广军．处于转型中的波兰医疗卫生制度，《中国卫生资源》2007年第3期，第153-156页。

3　World Health Organization, “Poland: WHO statistical profile: Top10 causes of death”, 2015, http://www.who.int/gho/countries/pol.pdf?ua=1.

4　李敏．俄罗斯人口健康问题初探，《西伯利亚研究》2011年第4期，第41-43页。

5　同4。

6　关建斌．俄罗斯烟民越禁越多低龄化越来越严重，《中国青年报》2009年11月24日，第4版。

7　World Health Organization, Hospital beds(per 1000 people), 2015, https://data.worldbank.org.cn/indicator/SH.MED.BEDS.ZS?view=chart.

员数分别为31.5、80.1、78.8，后两者是世界平均水平（45.6/10 000）的近2倍[1]。虽然波兰和俄罗斯两国的卫生资源丰富，但是卫生服务利用率并不高。一方面，尽管免费医疗服务有利于减轻患者负担，但由于机构数量有限，产生大量的排队现象和医生收受红包的问题[2]；另一方面，相较其他西欧国家，两国医生的收入水平和工作条件较差，从而导致卫生人员的大量流失[3]。

健康是世界各国人民的共同追求，也是“一带一路”建设的重要目标。各国之间只有互通互鉴、加强合作才能实现这一目标。中国在充分了解、理解各国国情的基础上与其携手构建“人类卫生健康共同体”，将提升中国在全球卫生治理中的话语权。

第二节　“一带一路”国家总体母婴健康情况

母婴健康是全民健康的基础，也是“健康丝绸之路”建设的重点领域。本研究以“一带一路”沿线国家的母婴健康现状为基础，分析上述国家母婴健康的影响因素，为打造“健康丝绸之路”提供参考。

“一带一路”沿线国家的母婴健康状况差别较大，情况复杂。2018年世界银行的纵向数据显示，中东欧、CIS独联体国家的母婴健康水平在“一带一路”沿线最好，各项健康指标优于世界平均水平；中国的母婴健康水平较高，处于平稳发展期；西亚、北非和中亚国家母婴健康水平次之，但内部健康状况差异显著；南亚、东南亚国家母婴健康水平较低，健康问题较多；大洋洲部分太平洋岛国母婴健康水平低且发展缓慢。

根据上一章中对“一带一路”沿线国家的划分，以WHO卫生统计年鉴中的母婴健康基本指标为依据，将“一带一路”沿线区域母婴健康水平按从低到高的顺序进行描述。由于每一地区的母婴健康状况在后面章节中要进行详细分

1　World Health Organization. World health statistics 2017: monitoring health for the SDGs, Sustainable Development Goals, Geneva:World Health Organization, 2017.

2　初笑宇 . 俄罗斯卫生体制改革概况，《中国社会医学杂志》2009年第4期，第220-222页。

3　汤嘉琛 . 俄罗斯“免费医疗”的镜鉴意义，《中国卫生人才》2013年第11期，第16页。

析，本章只做概括性描述。

一、南亚、东南亚国家母婴健康状况

南亚、东南亚国家的母婴健康状况在“一带一路”沿线处于较低水平，健康问题突出，妇女和儿童的健康状况亟待提高。同时，该区域内国家间的健康状况也存在较大差异，例如，2016年巴基斯坦的U5MR高达78.8‰，而同等经济发展水平的马来西亚仅为8.3‰。

二、大洋洲国家的母婴健康状况

大洋洲国家间母婴健康状况差异显著，其中太平洋岛国健康水平低，与世界平均水平有较大差距。例如，虽然巴布亚新几内亚的U5MR从1990年的84.7‰下降至2019年的44.8‰，降低了47.1%，且MMR从1990年的470/10万下降至2017年的145/10万，降低了69.1 %，但仍未实现MDGs中的MDG 4和MDG 5。

三、西亚、北非和中亚国家的母婴健康状况

西亚、北非和中亚国家的母婴健康状况在“一带一路”沿线总体处于中等水平。2017年中东和北非地区的平均MMR为57/10万，其中伊拉克为79/10万、吉尔吉斯斯坦为60/10万、乌兹别克斯坦为29/10万、土耳其为17/10万、哈萨克斯坦为10/10万、阿联酋为3/10万。由此可见，上述国家MMR内部差异显著。

四、中东欧、独联体国家的母婴健康状况

中东欧、独联体国家的母婴健康状况整体较好，总体水平高于世界平均水平。世界银行的公开数据显示：2017年乌克兰的MMR为19/10万、俄罗斯为17/10万，2018年乌克兰的IMR为8‰、波兰为4‰，均远低于世界平均水平。

第三章 “一带一路”沿线南亚、东南亚国家母婴健康状况

第一节 “一带一路”沿线南亚、东南亚国家总体卫生健康状况

南亚（South Asia）指位于亚洲南部的喜马拉雅山脉中、西段以南及印度洋之间的广大地区。总面积约 430 万平方千米。南亚共有 7 个国家：尼泊尔、不丹、印度、巴基斯坦、孟加拉国、斯里兰卡、马尔代夫。该地区拥有 18.9 亿人口（预计 2030 年将增至 21 亿），约占世界人口总量的四分之一。南亚裔族群是由两千多个不同种族构成的多元族群。印度、孟加拉国、巴基斯坦是南亚地区三大主要经济体，影响着南亚地区经济发展态势。2020 年三国人均 GDP 分别为 1 900.7 美元、1 968.8 美元和 1 193.7 美元，远低于同期世界平均水平（10 925.7 美元）。南亚各国基础设施建设滞后、国内政治局势复杂、自然灾害频繁、资金短缺等使得地区经济增长也面临风险[1]。

东南亚（Southeast Asia）位于亚洲东南部，包括中南半岛和马来群岛两大部分。该地区共有 11 个国家：缅甸、泰国、柬埔寨、老挝、越南、菲律宾、马来西亚、新加坡、文莱、印度尼西亚、东帝汶，面积约 457 万平方千米。东南亚人口总数 6.25 亿，各国都是多民族国家，全区有 90 多个民族。除新加坡外，东南亚其余国家经济较为落后，却是当今世界经济发展最有活力和潜力的地区之一。

“一带一路”以亚洲国家为重点，其中东南亚地区是其重要组成部分。

1 陈利君 . 南亚经济与债务增长状况及其发展趋势，《南亚东南亚研究》2019 年第 4 期，第 71-90 页。

由于经济社会发展不平衡，东南亚地区各国的卫生健康状况较其他地区而言，差异性最为明显。鉴于该地区国家数量较多，为便于描述，本研究按照人均GDP水平将其划分为4个层次：新加坡和文莱属于高收入国家，马来西亚、泰国属于中高收入国家，印度尼西亚、菲律宾、越南和老挝属于中低收入国家，而柬埔寨和缅甸尚属低收入国家。

一、经济水平处于不同层次的国家人群健康状况分层明显

在南亚、东南亚地区的国家中，老挝、缅甸和巴基斯坦的基本健康指标最差，其次是斯里兰卡、越南和泰国，新加坡的健康状况最好，经济水平处于不同层次的国家人群健康状况分层明显。2015年老挝、缅甸的人均期望寿命与该地区最高的新加坡差值为17岁左右，老挝的IMR和U5MR均高于世界平均水平，且是中国的5倍和6倍左右，MMR是中国的7倍左右。处于中间层次的泰国母婴健康状况好于越南，但其传染病和成人死亡率与老挝、缅甸两国相近，例如艾滋病感染率为该地区最高（1.1%）。南亚地区的斯里兰卡在母婴健康和传染病方面优于巴基斯坦，但人群营养不良发生率在该地区最高。

二、成人死亡率较高

卫生可及性与死亡率的控制有明显的负相关关系。以老挝和缅甸为例，大多数农村居民与医疗机构距离较远，基本医疗卫生服务覆盖率不足，以至于当地成年男性、成年女性和婴儿死亡率分别是世界平均水平1.25倍、1.4倍和1.5倍。

三、传染病发病率偏高

东南亚地处热带，终年高温多雨的自然气候易促进细菌的滋生和传播，加之不能保证饮用水源清洁和厕所卫生，肺炎、腹泻、疟疾、肺结核等传染病在各地区中最为严重，当地结核病、疟疾等传染病发病率是世界平均水平的2倍。据WHO报告，人群感染传染性疾病的风险在很大程度上取决于社会经济因素，如居民收入水平、住房条件、卫生设施等，其中包括污水收集系统、卫

生厕所、污水处理、垃圾处理等。老挝、缅甸使用改良水源的人口比例仅为76%和81%，均低于世界平均水平（91%）。

四、母婴营养不良现象普遍

居民的饮食方式和传统观念对自身健康具有较为突出的影响，在东南亚地区尤为明显。以老挝、缅甸为例，糯米是该地区人口的主食，但当地的烹调和加工手法会损失大量水溶性维生素，从而造成居民营养元素的缺乏。当地产妇母乳喂养时间偏短，辅食添加时间过早，同时由于在摄入主食、水果以及“白色”肉类方面存在限制和禁忌，都会使孕产妇和婴儿由于能量摄入不足而患上营养不良性疾病。受传统文化观念的影响，有近1/3的农村产妇不愿接受专业医护人员的接生而选择在家生产，且绝大多数产妇分娩后有“热床”行为，是造成其死亡、泌乳不良、腹泻等的重要原因，并且该行为与女性的受教育程度密切相关。2015年老挝和缅甸两国的MMR分别为197/10万和178/10万，高于该地区的平均水平（164/10万）；2016年两国的U5MR分别为64‰和51‰，在东盟国家中最高。

第二节　“一带一路”沿线南亚、东南亚地区支点国家母婴健康情况

一、泰国的母婴健康与卫生服务情况

（一）卫生服务体系的基本框架

泰国的卫生服务体系分为三个层次。其中，社区卫生中心服务3 000~5 000人，配备3~5名助产士、护士以及志愿工作者，提供基本医疗和预防保健服务。社区医院服务5万~10万人，配备80~170名各类卫生人员，提供住院服务，并对社区卫生中心提供技术支持。省级及以上大型综合医院主要负责区域内的住院服务，同时也向本地区居民提供初级卫生保健、公共

卫生和预防保健服务。

（二）母婴健康发展情况

泰国的母婴健康水平在东南亚地区处于中等偏上。自 2008 年以来，MMR、IMR、U5MR 等指标呈稳定下降趋势，孕产妇和婴幼儿的健康水平明显提高，但是儿童的营养不良问题仍需改善（表 3-1）。

表 3-1　2008—2017 年泰国母婴健康指标

健康指标 / 时间	2008	2009	2010	2011	2012	2013	2014	2015	2016	2017
孕产妇死亡率 /10 万	48	43	42	41	39	39	38	20	—	—
婴儿死亡率 /‰	13	12	11	11	11	11.3	9.4	6.7	7.3	5
5 岁以下儿童死亡率 /‰	14	13	13	—	13	13.1	—	12.3	12.2	10
低出生体重婴儿占比 /%	9	9	7	—	—	—	9.2	—	—	—
5 岁以下儿童超重率 /%	8	8	8	8	8	10.9	10.9	10.9	10.9	8.2

数据来源：WHO、世界银行

二、越南的母婴健康与卫生服务情况

（一）医疗卫生情况

1990 年越南实行改革开放，在经济高速增长的推动下，医疗卫生和保健事业也得到快速发展。近年来越南投入大量的财力和物力进行国内基础医疗设施的建设与医疗体系的完善。截至 2013 年，越南设立了超过 60 个卫生省级部门和 500 个区级部门；医疗服务系统拥有 1 000 多家医院和数以千计的私人诊所；预防卫生体系已拥有超过 700 家的区卫生中心和超过 10 000 家的公共卫生服务站。

（二）母婴健康发展情况

越南的母婴健康在东南亚地区处于中等水平。自 2008 年以来，MMR、

IMR、U5MR 等指标呈稳定下降趋势，但孕产妇和婴幼儿的健康水平改善缓慢（表 3-2），儿童营养及熟练助产服务的覆盖率还较低。越南母婴健康发展面临的主要挑战包括：

1. 不同地区人群的卫生保健结果存在差异

近年来，越南在向所有居民提供卫生保健方面取得了重大进展，已实现并超过多项卫生相关指标。但是，不同地区人群的卫生保健结果存在差异，尤其是偏远和农村地区的家庭、少数民族和其他弱势群体，如流动儿童、没有出生证明的儿童和妇女。越南基层卫生机构服务能力薄弱，缺乏接受过专业训练的卫生工作者以及基本药物和诊断方法,限制了上述人群获得卫生保健的机会。许多年轻人难以接受高质量的性健康和生殖健康服务，因为公共计划生育服务主要集中在已婚夫妇身上[1]。

2. 传染病对孕产妇、婴儿等弱势群体造成威胁

越南传染病的预防和控制仍然具有挑战性，特别是艾滋病、结核病、疟疾、病毒性肝炎，这些疾病对孕产妇、婴儿等弱势群体造成威胁。艾滋病在越南仍然是一个严重的公共卫生问题，截至 2015 年底，越南估计有 25 万人携带艾滋病毒，集中在高危人群中，如注射吸毒者、女性性工作者和男男性行为者[2]。此外，新发和再发传染病（如禽流感、埃博拉和中东呼吸综合征）以及病媒传播疾病继续对人群造成威胁。

表 3-2 2008—2017 年越南母婴健康指标

健康指标 / 时间	2008	2009	2010	2011	2012	2013	2014	2015	2016	2017
孕产妇死亡率 /10 万	49	48	47	47	46	46	45	45	44	43
婴儿死亡率 /‰	18.8	18.5	18.3	18.0	17.8	17.6	17.4	17.2	16.9	16.6
5 岁以下儿童死亡率 /‰	23.5	23.1	22.9	22.6	22.3	22.1	21.8	21.5	21.2	20.8

1 United Nations, One Strategic Plan 2017—2021, https://vietnam.un.org/en/4131-one-strategic-plan-2017-2021.

2 同 1。

续表

健康指标 / 时间	2008	2009	2010	2011	2012	2013	2014	2015	2016	2017
低出生体重婴儿占比 /%	8.51	8.49	8.45	8.42	8.36	8.31	8.26	8.21	—	—
5 岁以下儿童超重率 /%	3	5.6	4.5	—	4.8	4.6	3.5	5.3	—	5.9

数据来源：WHO、世界银行

三、老挝的母婴健康与卫生服务情况

（一）医疗卫生情况

老挝地处热带，气候炎热潮湿，为热带病、肝炎、肠道疾病多发地区。由于经济落后，医疗卫生条件较差，普遍缺医少药，部分老挝居民选择到泰国、中国就医。2012 年老挝每万人拥有医师、口腔医师、护士 / 助产士分别为 3 人、1 人、810 人。全国拥有 165 所医院，包括 150 所公立医院和 15 所私立医院，其中公立医院 150 所分别为卫生部部属医院 8 所（马洪素医院、友谊医院、赛塔医院、儿童医院、妇幼保健院、眼科医院、皮肤病医院、康复医院）、省属医院 17 所、县级医院 135 所；拥有乡镇卫生院（村卫生所）1 020 所；床位共 8 000 张。

（二）母婴健康发展情况

老挝的母婴健康在东南亚地区一直处于较低水平，老挝的 MMR、IMR、U5MR 等指标一直处于高位（表 3-3），近年来呈现波动性下降趋势，接近或已经完成老挝卫生发展规划中 2020 年的目标（160/10 万，30‰，58.2‰），但是仍然高于世界平均水平，婴幼儿的营养问题也亟须改善。

表 3-3 2008—2017 年老挝母婴健康指标

健康指标 / 时间	2008	2009	2010	2011	2012	2013	2014	2015	2016	2017
孕产妇死亡率 /10 万	580	—	470	272	254	220	223	197	196	185
婴儿死亡率 /‰	48	46	42	49.5	54	53.8	43.7	30.1	28.7	28
5 岁以下儿童死亡率 /‰	61	59	54	64.8	72	71.4	—	66.7	63.9	63
低出生体重婴儿占比 /%	11	11	11	—	—	—	26.5	—	—	—
5 岁以下儿童超重率 /%	1.3	1.3	1.3	1.3	1.3	2	2	2	2	2

数据来源：WHO、世界银行

四、巴基斯坦的母婴健康与卫生服务情况

（一）社会文化与医疗卫生情况

伊斯兰教为巴基斯坦国教，伊斯兰教教徒占全国人口总数的 95%。妇女按伊斯兰教要求进行装扮，用长袍、长裤和罩衫遮住全部身体。巴基斯坦的医疗卫生状况较差，没有建立完整的医疗体系和医保制度。医院分为公立医院和私立医院，公立医院主要面向普通居民，但环境较差，设备简陋，医疗水平低下；私立医院设备先进，医疗水平较高，但费用昂贵。

（二）母婴健康发展情况

巴基斯坦的母婴健康在南亚地区处于中等偏下，MMR、IMR、U5MR 等各项指标偏高（表 3-4）。2008—2017 年的 10 年间，巴基斯坦的 MMR 下降近 50%，IMR 和 U5MR 也呈现下降趋势，但整体水平在该地区仍然处于高位，并且低出生体重婴儿占比较大，儿童营养问题亟须改善。

表 3-4　2008—2017 年巴基斯坦母婴健康指标

健康指标 / 时间	2008	2009	2010	2011	2012	2013	2014	2015	2016	2017
孕产妇死亡率 /10 万	260	—	260	180	173	170	161	178	143	140
婴儿死亡率 /‰	72	70	70	69	69	69	63.7	45.5	45.6	44
5 岁以下儿童死亡率 /‰	89	87	87	87	86	85.5	—	81.1	78.8	75
低出生体重婴儿占比 /%	32	32	32	—	—	—	31.6	—	—	—
5 岁以下儿童超重率 /%	4.8	4.8	4.8	6.4	6.4	4.8	4.8	4.8	4.8	2.5

数据来源：WHO、世界银行

第四章　“一带一路”沿线大洋洲国家母婴健康状况

第一节　“一带一路”沿线大洋洲国家总体卫生健康状况

大洋洲（Oceania）位于太平洋中部和中南部的赤道南北广大海域中，陆地面积约占世界陆地总面积的6%。该地区大部分属于热带和亚热带，气候高温多雨，利于细菌的滋生和传播。大洋洲地区有澳大利亚、新西兰、巴布亚新几内亚、斐济等14个独立主权国家以及处于英国、美国、法国和新西兰管辖之下的8个领地。大洋洲地区国家的经济和社会发展战略有所不同，尤其是其社会政策受到过往政府的极大影响。

大洋洲区域主要国家的基本情况见表4-1。通常结合地理、种族和文化因素，大洋洲被划分成三个广阔的地区，即美拉尼西亚地区、密克罗尼西亚地区和波利尼西亚地区[1]。三大地区内又包含不同的种族，该地区的土著人被称为美拉尼西亚人、波利尼西亚人、密克罗尼西亚人、巴布亚人和澳大利亚土著人。在长达两个世纪的列强统治中，大洋洲逐渐形成了现在以美国关岛为中心辐射密克罗尼西亚岛群、法国对波利尼西亚群岛的深远影响和澳大利亚及新西兰作为本区域大国管控美拉尼西亚群岛及波利尼西亚中小型岛屿等三种秩序。相比波利尼西亚地区和密克罗尼西亚地区，巴布亚新几内亚、所罗门群岛、斐济等美拉尼西亚地区的国家经济基础较好，与中国的交往更为密切。

1　汪诗明 . 大洋洲研究的新进展、不足及未来展望，《学术界》2020年第5期，第176-185页。

表 4-1　大洋洲地区国家的基本情况

国家	国家划分	陆地领土面积（平方千米）	人口（人）	人均 GDP（美元）	是否与中国建交
澳大利亚	发达国家	769.2 万	2 562 万（2020 年）	56 352（2019 年）	是
新西兰	发达国家	27 万	495 万（2019 年）	41 966（2018 年）	是
巴布亚新几内亚	发展中国家	46.28 万	800 万（2020 年）	2 742（2019 年）	是
斐济	发展中国家	1.83 万	88.5 万（2017 年）	6 380（2019 年）	是
瓦努阿图	发展中国家	1.22 万	28.5 万（2018 年）	3 050（2019 年）	是
基里巴斯	发展中国家	811	11.6 万（2018 年）	1 625（2019 年）	是
帕劳	发展中国家	459	2.18 万（2018 年）	17 318（2018 年）	否
马绍尔群岛	发展中国家	181.3	5.43 万（2017 年）	3 831（2018 年）	否
密克罗尼西亚联邦	发展中国家	702	10.55 万（2017 年）	3 656（2018 年）	是
瑙鲁	发展中国家	21.1	9 434（2013 年）	7 800（2018 年）	否
萨摩亚	发展中国家	2 934	19.6 万（2018 年）	4 318（2018 年）	是
所罗门群岛	发展中国家	2.84 万	60 万（2020 年）	2 162（2018 年）	是
库克群岛	发展中国家	240	2.18 万（2019 年）	19 000（2016 年）	是
汤加	发展中国家	747	10.3 万（2018 年）	4 364（2018 年）	是
图瓦卢	发展中国家	26	1.1 万（2018 年）	3 701（2018 年）	否
纽埃	发展中国家	260	1 620（2018 年）	15 586（2016 年）	是

资料来源：中华人民共和国外交部网站

截至 2021 年 6 月 23 日，中国已经同大洋洲地区的 11 个国家签署了共建“一带一路”合作文件，包括新西兰、巴布亚新几内亚、萨摩亚、纽埃、斐济、密克罗尼西亚联邦、库克群岛、汤加、瓦努阿图、所罗门群岛、基里巴斯[1]。由

1　2021 年 4 月 21 日，澳大利亚联邦政府以该国《对外关系法案》为由撕毁该国维多利亚州政府同中方签订的“一带一路”有关协议。

于经济社会发展水平不同，澳大利亚和新西兰两个发达国家与各太平洋岛国健康状况差异显著，本研究将大洋洲国家分成两个层次进行分析。同时，由于澳大利亚未与中国签订共建“一带一路”合作文件，因此本研究不涉及澳大利亚。

一、慢性非传染性疾病、性传染病是新西兰的主要健康威胁

新西兰的总体卫生健康状况较好，人口预期寿命高（原住民除外），各项指标均高于世界平均水平，但是仍面临一定的健康威胁。例如，目前新西兰主要健康问题是由于吸烟、有害饮酒以及肥胖等导致的慢性非传染性疾病。此外，传染病也对新西兰健康构成一定程度威胁，主要传染病为流感、弯曲杆菌病和百日咳。由于社会性观念开放，近几年新西兰性传染疾病（生殖器疣和梅毒）的发病率逐渐升高。

二、太平洋岛国面临着三重疾病负担

各国面临着传染病、慢性非传染性疾病和气候变化影响三重威胁，这是太平洋岛国健康状况的主要特征。虽然各国基本建立了卫生服务体系，但是受经济社会发展水平的限制，整体服务质量和水平较低。首先，呼吸道传染病以及与水污染、不良卫生条件等因素相关的腹泻病、登革热、伤寒、淋巴丝虫病等，已成为威胁该地区健康的主要传染病；其次，太平洋岛国正在向西方生活方式过渡，使得非传染性疾病的负担日益增加，主要包括心血管疾病、糖尿病、慢性肾脏病和肿瘤等；再次，气候变化引起的极端天气事件正在威胁太平洋岛国的健康安全，例如极端天气事件导致的水传播和食源性疾病，降雨模式变化和海平面上升造成粮食不安全，导致营养不良等；最后，母婴健康水平仍然较差，例如大洋洲面积第二大国巴布亚新几内亚的 MMR 和 IMR 远高于 WHO 西太平洋地区平均水平（表 4-2）。

表 4-2 “一带一路”沿线大洋洲国家的健康状况基本指标

国家 / 指标	人均期望寿命（2016 年）	5 岁以下儿童死亡率（‰，2018 年）	新生儿死亡率(‰，2018 年）	孕产妇死亡率（1/10万，2017 年）	艾滋病毒感染率（%）	结核病发病率（1/10万）	疟疾发病率（‰）
澳大利亚	82.9	4	2	6	0.04	6.6	—
新西兰	81.3	6	2.7	9	0.03	7.3	—
巴布亚新几内亚	64.5	18	16.2	145	0.26	432	184.5
斐济	69.9	26	11	34	—	54	—
瓦努阿图	72	26	12	72	—	46	4
基里巴斯	66.1	53	23	92	—	349	—
密克罗尼西亚联邦	63	31	12.2	12	13	119	—
萨摩亚	70.5	16	9.1	9	0.93	11	—
所罗门群岛	72	20	2.5	104	9.5	86	112
库克群岛	—	8.1	4.4	—	—	0	—
汤加	73.4	16	7	52	—	10	—
纽埃	—	23	12.5	—	—	71	—
西太平洋地区	76.9	12	6	41	0.6	96	2.6

数据来源：WHO、世界银行

第二节 “一带一路”沿线大洋洲地区支点国家母婴健康情况

一、新西兰的母婴健康与卫生服务情况

（一）医疗卫生情况

新西兰目前有 83 所公立医院，74 所非政府组织医院。公立医院由地区卫生委员会运营、所有或资助。地区卫生委员会负责为该地区提供卫生服务或资金支持。目前医院提供各种卫生服务，例如外科、妇产、诊断和急诊服务，医院服务范围取决于当地人口规模以及该地区其他医院服务情况。2018 年新西兰每万人医师、护士 / 助产士分别为 35.9 人、124.5 人。

（二）母婴健康发展情况

新西兰孕产妇死亡率为 9/10 万（2017 年），新生儿死亡率为 2.7‰（2018 年），

5 岁以下儿童死亡率为 6‰（2018 年）。总体来看，新西兰母婴健康发展良好，各项指标均好于世界平均水平。

二、巴布亚新几内亚的母婴健康与卫生服务情况

（一）医疗卫生情况

巴布亚新几内亚（以下简称“巴新”）的医疗服务体系划分为七个等级：第 1 级——救护站，第 2 级——社区卫生站，第 3 级——农村和城市卫生中心，第 4 级——地区医院，第 5 级——省级医院，第 6 级——区域医院，第 7 级——国家转诊医院（莫尔斯比港总医院）。其中第 1 级至第 4 级构成了巴新的农村医疗服务体系。表 4-3 反映了省级及以下各类型医疗卫生机构发展的具体情况。在广大农村地区，教会提供大约 50% 的卫生服务，以及针对护士和社区卫生工作者的培训，政府通过国家卫生部的教会卫生服务业务拨款为这些卫生服务提供补贴。巴新盈利性私人医疗机构数量相对较少，由于缺乏监管，私人医疗机构间的业务水平和收费标准差别很大，与公立医院和城市诊所之间几乎没有协作。

表 4-3 2016 年巴新各类医疗卫生机构情况

类型	政府	教会	私人	NGO	无效数据	关停	总数
省级医院	19	0	0	0	0	0	19
区级医院	4	5	0	0	0	0	9
城市卫生中心	39	10	8	3	0	1	61
卫生中心	142	53	4	0	2	0	201
卫生子中心	156	268	14	0	15	6	459
社区卫生站	13	3	0	0	2	0	18
救护站	496	163	23	0	1 623	798	3 103
无效数据	1	0	0	0	9	0	10
总数	870	502	49	3	1 650	805	3 879

数据来源：巴新国家卫生部，Provincial and District Health Profiles

巴新基本医疗服务可及性较差，医疗机构集中在城市及周边地区（表 4-4）。转诊系统运行存在许多地理、文化和机制障碍，偏远和农村地区居民无法享受到医疗卫生服务。医疗机构人力资源短缺，药品供给能力不足，基础设施落后

以及卫生信息系统运行不佳，导致整体服务质量和水平低下。

表 4-4　2018 年巴新卫生工作者城乡分布情况

职业类别	人数	城市占比 /%	农村占比 /%	城市卫生工作者密度 /‰	农村卫生工作者密度 /‰
医生	602	97	3	0.065	0.002
口腔专业人员	142	81	19	0.013	0.003
卫生推广人员	313	55	45	0.019	0.016
护士 / 助产士	3 941	65	35	0.282	0.153
社区卫生工作者	4 469	36	64	0.180	0.314
药学专业人员	115	94	6	0.012	0.001
医学检验人员	288	75	25	0.024	0.008
综合医疗保健人员	395	86	14	0.038	0.006
卫生行政和后勤人员	4 972	88	12	0.482	0.067
总计	15 237	66	34	1.114	0.570

数据来源：巴新国家卫生部，PNG Health Human Resource Information Database

（二）母婴健康发展情况

巴新的新生儿死亡率、孕产妇死亡率在大洋洲地区处于最高水平，至今尚未实现联合国千年发展目标中的 MDG 4 和 MDG 5。母婴健康问题给巴新造成严重的疾病负担。从指标变化趋势来看，巴新母婴健康状况改善缓慢，且未来面临传染病、医疗服务水平、卫生人力资源等因素的制约。

1. 孕产妇死亡率

巴新 MMR 从 2008 年的 173/10 万下降至 2017 年的 145/10 万，同期世界从 265/10 万下降至 211/10 万，太平洋岛国从 94/10 万下降至 70/10 万。相比而言，巴新 MMR 低于世界平均水平，但高于太平洋岛国平均水平（图 4-1）。巴新国家卫生部一项调查显示，产科出血、脓毒症和子痫是该国孕产妇死亡的主要原因，疟疾导致的孕产妇贫血更为严重[1]。孕产妇死亡率偏高表明巴新孕

1　PNG National Department of Health, Corporate plan 2013—2015 “the next steps” .

产妇健康状况非常差，而且可能正在恶化。计划生育在降低孕产妇死亡率方面起着重要作用，世界银行 2017 年的数据表明，巴新 25.9% 已婚妇女的避孕需求未得到满足，尤其在大部分农村地区，计划生育服务基本上不存在或效果不佳[1]。孕产妇在医疗机构分娩的比例从 2012 年的 44% 下降至 2015 年的 37%，并且城市和农村之间存在显著差异。2016 年在医院、保健中心或诊所接受至少一次产前检查的孕妇比例仅为 54%，低于 2012 年的 66%[2]。

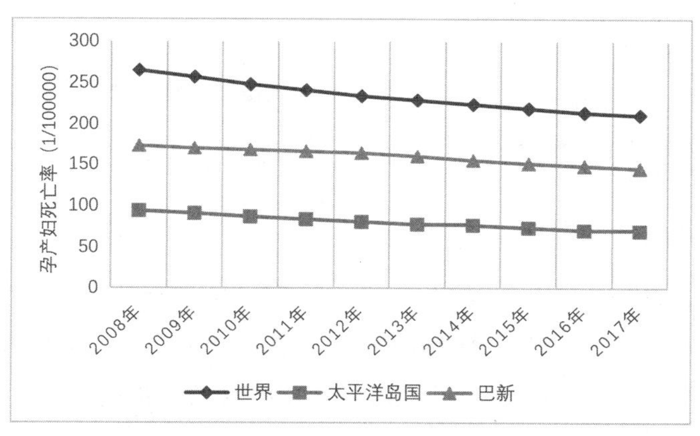

图 4-1　2008—2017 年世界、太平洋岛国和巴新孕产妇死亡率

数据来源：WHO、世界银行

2. 婴儿死亡率

巴新 IMR 从 2010 年的 44.5‰下降至 2019 年的 35.9‰，世界从 37‰下降至 28.2‰，太平洋岛国从 22.6‰下降至 20.1‰。相比而言，巴新 IMR 总体高于世界及太平洋岛国平均水平（图 4-2）。巴新婴儿死亡的主要原因是早产、低出生体重、出生窒息、新生儿感染以及母婴并发症。此外，医疗机构缺乏资金、医疗用品不足和服务质量低下也是造成婴儿死亡的重要原因，特别是在农村和偏远地区[3]。

1　World Bank, Worldwide governance indicators 2017, 2018.

2　PNG National Department of Health, Sector performance annual review for 2016, 2017.

3　Department of National Planning, Papua New Guinea-Millennium Development Goals Final Summary Report , 2015.

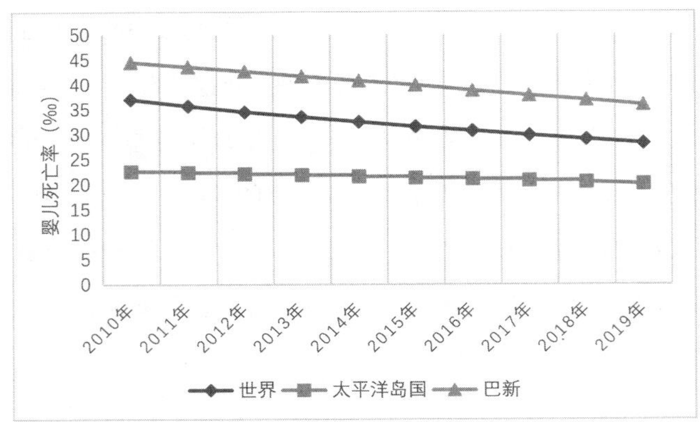

图 4-2　2010—2019 年世界、太平洋岛国和巴新婴儿死亡率

数据来源：WHO、世界银行

3. 5 岁以下儿童死亡率

巴新 U5MR 从 2010 年的 57.3‰下降至 2019 年的 44.8‰，世界从 51.2‰下降至 37.7‰，太平洋岛国从 27.2‰下降至 23.9‰。相比而言，巴新 U5MR 高于世界及太平洋岛国平均水平（图 4-3）。巴新卫生部一项调查显示，肺炎、腹泻病、疟疾和其他疫苗可预防疾病是造成儿童死亡的直接原因[1]。

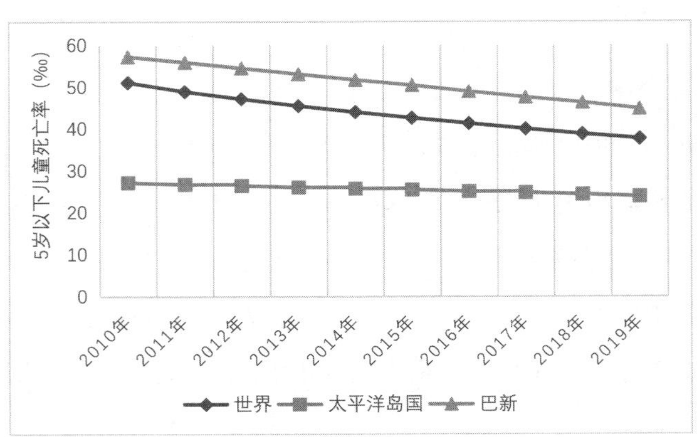

图 4-3　2010—2019 年世界、太平洋岛国和巴新 5 岁以下儿童死亡率

数据来源：WHO、世界银行

1　National Department of Health, National statistics 2013.

三、斐济的母婴健康与卫生服务情况

（一）医疗卫生情况

斐济在太平洋岛国中经济实力较强、经济发展较好，主要通过一系列办公室和卫生设施提供卫生服务，包括卫生和医疗服务部（Ministry of Health and Medical Services，MHMS）总部、3个设有行政和临床设施的分部办公室、25家医院、19个分部办公室、80个卫生中心、6个专业中心和107个护理站。斐济城乡医疗卫生服务差异很大，公立医院可满足城市居民基本需求，但农村医疗卫生机构落后且效率低下。由遗传、生理和环境因素造成的一系列非传染性疾病，严重影响斐济国民健康水平，约84%的死亡与非传染性疾病相关，且该数字仍在不断增加[1]。斐济政府近年来致力于加强初级卫生保健系统，并将妇幼健康、传染病、环境卫生和卫生应急列为优先事项。

（二）母婴健康发展情况

1. 母婴健康状况

（1）孕产妇死亡率

斐济MMR从2008年的40/10万下降至2017年的34/10万，世界从265/10万下降至211/10万，太平洋岛国从94/10万下降至70/10万（图4-4）。

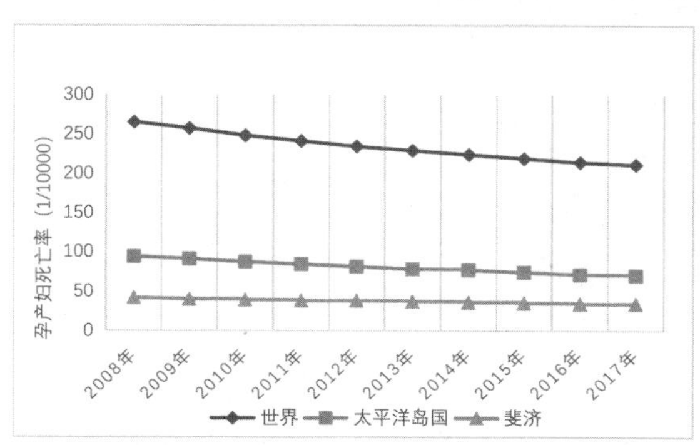

图4-4　2008—2017年世界、太平洋岛国和斐济孕产妇死亡率

数据来源：WHO、世界银行

1　World Health Organization, Noncommunicable diseases Fiji 2018 country profile, https://www.who.int/publications/m/item/noncommunicable-diseases-fji-country-profile-2018.

（2）婴儿死亡率

斐济 IMR 从 2010 年的 20.1‰上升至 2019 年的 21.7‰，世界从 37‰下降至 28.2‰，太平洋岛国从 22.6‰下降至 20.1‰（图 4-5）。

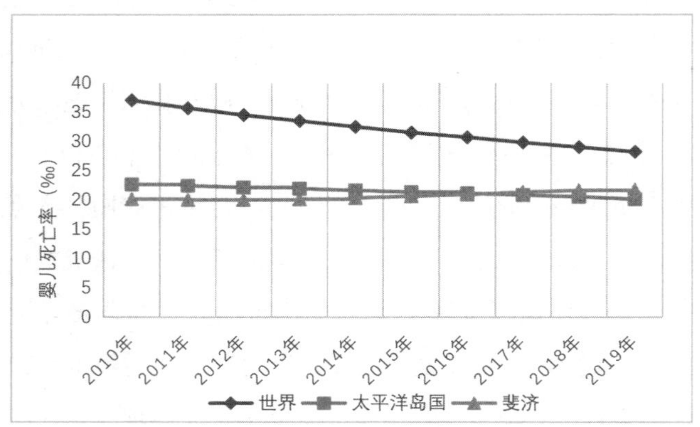

图 4-5　2010—2019 年世界、太平洋岛国和斐济婴儿死亡率

数据来源：WHO、世界银行

（3）5 岁以下儿童死亡率

斐济 U5MR 从 2010 年的 23.7‰上升至 2019 年的 25.7‰，世界从 51.2‰下降至 37.7‰，太平洋岛国从 27.2‰下降至 23.9‰（图 4-6）。

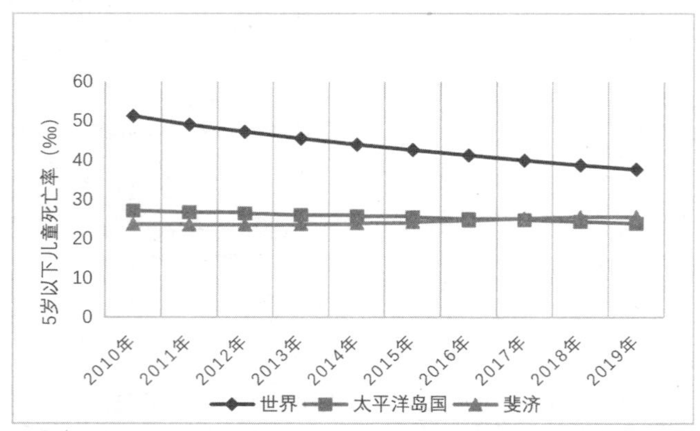

图 4-6　2010—2019 年世界、太平洋岛国和斐济 5 岁以下儿童死亡率

数据来源：WHO、世界银行

2. 母婴健康发展面临的主要挑战

（1）气候变化与灾害对粮食安全、卫生基础设施产生不利影响

大洋洲是全球范围内最容易受到气候变化与灾害影响的地区之一。近几十年来，该地区台风和热带风暴的频率有所增加，一些太平洋岛国（例如斐济）还面临着海平面上升侵吞国土的严峻威胁。气候变化引起了极端天气事件，导致农作物种植面积减少、粮食减产，也是与儿童保健和喂养、健康服务和环境健康有关的营养不良的部分根源。此外，气候变化加剧了与水相关的极端事件，进而导致水、卫生设施和个人卫生基础设施暴露在更多风险下[1]，降低妇幼卫生服务提供能力。

（2）传染病对母婴等弱势群体构成威胁

斐济地处热带，受到极端气候事件影响，易滋生蚊媒等传染病媒介，当地流行多种传染病，其中登革热、钩端螺旋体病和伤寒被认为是斐济的“三灾”。高温和洪水为病媒生物的寄生、繁殖和传播创造了适宜条件，扩大了媒介传染病流行的程度和范围。台风、暴雨和洪涝引起粪便污物对水源和居住环境的广泛污染，容易造成霍乱、伤寒或甲型肝炎等介水传染病的暴发。除此之外，斐济偏远及农村地区存在复杂的宗教信仰和文化风俗，卫生防疫意识普遍较差，是传染病的高发区，加重了对母婴等弱势群体的危害。

（3）卫生人力资源短缺且城乡配置失衡

斐济卫生人力资源短缺问题突出，2010—2018 年每万人医师数为 8.6 人，每万人护士 / 助产士数为 33.8 人，均低于西太平洋地区平均水平（18.8 人和 36.3 人）。斐济的大部分卫生人员集中于城市地区，而偏远及农村地区极度缺乏，导致城乡孕产妇和婴儿的卫生保健结果存在差异。

1 United Nations, World Water Development Report 2020, https://unesdoc.unesco.org/ark:/48223/pf0000372985.locale=en.

第五章 “一带一路”沿线中亚国家母婴健康状况

第一节 “一带一路”沿线中亚国家总体卫生健康状况

中亚（Central Asia）是中亚细亚的简称，地处亚欧大陆的结合部，是贯通亚欧大陆的交通枢纽。中亚共有 5 个国家：哈萨克斯坦、乌兹别克斯坦、吉尔吉斯斯坦、塔吉克斯坦、土库曼斯坦。该地区气候为典型的温带沙漠、草原大陆性气候。中亚是以伊斯兰教为主的多宗教地区。中亚及里海地区石油储量一般估计为 1 500 亿 ~2 000 亿桶，探明天然气储量达 7.9 万亿立方米，被誉为“第二个中东”。中亚还盛产谷物、棉花等经济作物，经济潜力很大。

中亚地区的总体健康状况在“一带一路”沿线处于中等偏下水平。在中亚 5 国中，哈萨克斯坦的健康状况较好，其次是乌兹别克斯坦和吉尔吉斯斯坦，而土库曼斯坦和塔吉克斯坦的基本健康状况较差。主要存在以下几个问题：

第一，人均期望寿命未达到世界平均水平。例如 2015 年除哈萨克斯坦外，其余 4 国人均期望寿命均未达到世界平均水平（72 岁）[1]。中亚地区的成人死亡率较高，同时存在明显的性别差异，男性远高于女性。

第二，孕产妇和婴幼儿的死亡率偏高。例如 2017 年乌兹别克斯坦 MMR（29/10 万）和吉尔吉斯斯坦 MMR（60/10 万）均高于欧洲与中亚地区的平均水平 19/10 万（不包括高收入国家）[2]；2016 年 IMR 和 U5MR 以土库曼斯坦最

1 World Health Organization. World health statistics 2017: monitoring health for the SDGs, Sustainable Development Goals, Geneva: World Health Organization, 2017.

2 World Bank, The indicator of maternal mortality rate, https://data.worldbank.org.cn/indicator/SH. STA. MMRT?end=2017 & start=2000 & view=chart.

高（43‰和51‰），高于世界平均水平（31‰和41‰）[1]。

第三，传染性疾病负担较重。中亚是许多传染病的流行地区，病毒性肝炎、结核病（表5-1）、艾滋病（表5-2）等近年来呈愈演愈烈的趋势。联合国艾滋病规划署确定的9个艾滋病发病率在2001年至2011年间增加了25%以上的国家，中亚5国全部包括在内[2]。2012年中亚5国传染病年龄标化负担为3 834~14 692个伤残调整寿命年（Disability Adjusted Life Years，DALYs）/10万，远高于中国（1 858个DALYs/10万），其中负担最重的塔吉克斯坦高达14 692个DALYs/10万[3]。

第四，慢性病已成为人群主要死因。慢性非传染性疾病（如心血管疾病）已成为中亚地区居民的头号死因。2016年中亚5国4种主要的慢性病造成成年人早死（30~70岁）的可能性均高于世界平均水平（18.3%），其中土库曼斯坦高达29.5%[4]。

第五，婴幼儿贫血和营养不良是影响儿童发育的主要不良因素。2010年塔吉克斯坦营养不良发生率达38%，是世界平均水平的3倍[5]。

第六，经济水平制约了卫生事业的发展。中亚5国总体经济处于较低水平，贫困人口较多，农村人口占比较高，人均GDP低于世界平均水平。2015年中亚地区国家除哈萨克斯坦外，其余4国的人均GDP和卫生总支出占国内生产总值比重均低于世界平均水平（10 281美元，9.9%）[6]。

---

1 World Health Organization. World health statistics 2017: monitoring health for the SDGs, Sustainable Development Goals, Geneva: World Health Organization, 2017.

2 Beyrer C, Abdool KQ. The Changing Epidemiology of HIV in 2013, Curr Opin HIV/AID, Vol.8, No.4, 2013, pp.306-310.

3 刘海涛，王颖，李程跃，等. “一带一路”沿线区域及国家传染病疾病负担分布，《医学与社会》2019年第1期，第7-11页。

4 World Health Organization. World health statistics 2018: monitoring health for the SDGs, Sustainable Development Goals, Geneva: World Health Organization, 2018.

5 同1。

6 World Bank, GDP per capita (current dollar) , https://data.worldbank.org.cn/indicator/NY.GDP.PCAP.CD?end=2015 & start=1960 & view=chart.

表 5-1 2008—2018 年中亚 4 国结核患病率（每 10 万人）

时间 / 国家	哈萨克斯坦	乌兹别克斯坦	吉尔吉斯斯坦	塔吉克斯坦
2008	157	105	148	155
2009	152	101	128	141
2010	145	97	120	128
2011	136	93	125	117
2012	122	89	127	108
2013	106	86	142	100
2014	91	82	126	91
2015	81	79	136	86
2016	73	76	133	85
2017	69	73	124	69
2018	68	70	116	84

数据来源：WHO、世界银行

注：由于土库曼斯坦在卫生健康方面的中英文文献极少，数据难以获得，因此未将其纳入表格。

表 5-2 2008—2018 年中亚 4 国艾滋病死亡率和病毒感染率

时间 / 国家	哈萨克斯坦	乌兹别克斯坦	吉尔吉斯斯坦	塔吉克斯坦
死亡率（/10 万）				
2008	—	—	—	—
2009	2.5	1.5	4.4	6.3
2010	—	—	—	—
2011	—	—	—	—
2012	—	8.6	< 9	< 12
2013	—	9.2	< 6	< 11
感染率 /‰				
2014	0.2	< 0.1	0.2	0.4
2015	0.36	0.02	0.28	0.33
2016	0.16	—	0.13	0.15
2017	—	—	—	—

数据来源：WHO、世界银行

注：由于土库曼斯坦在卫生健康方面的中英文文献极少，数据难以获得，因此未将其纳入表格。

第二节 "一带一路"沿线中亚地区支点国家母婴健康情况

一、哈萨克斯坦的母婴健康与卫生服务情况

（一）医疗卫生情况

根据WHO的数据，哈萨克斯坦2018年的卫生总支出占国内生产总值的2.92%，人均卫生总支出为275.85美元。人均期望寿命为73岁（2019年），MMR为10/10万（2017年），IMR为9.3‰（2019年），U5MR为11‰（2019年），整体健康状况相较中亚其他国家较好。哈萨克斯坦作为中亚地区经济发展水平较高的国家，医疗卫生体系经过一系列分散与集权的变革，由原来多样、不平衡及复杂的发展方式逐渐走上了稳定的发展道路[1]。

（二）母婴健康发展情况

哈萨克斯坦的母婴健康在中亚地区处于较高水平。自2008年以来，MMR、IMR、U5MR等指标整体上呈稳定下降趋势，孕产妇和婴幼儿的健康水平明显提高，儿童营养状况显著改善（表5-3）。慢性病和传染病是哈萨克斯坦母婴健康发展面临的主要挑战。同时，一些社会经济因素、环境因素对母婴健康构成了严重威胁，例如，性别不平等造成女性的卫生公平性较差、儿童保健水平较低、城乡卫生公平性和可及性差距明显，需要进行必要的干预，以减轻或者消除这些不良因素对母婴健康的影响。

1. 艾滋病感染率偏高

中亚在过去10年中是世界上艾滋病感染率增长最快的地区之一[2]，主要有两方面原因：①吸毒。哈萨克斯坦新增感染者很大程度上是由毒品的不安全注射所造成的。在中亚最近确诊的艾滋病感染者中，一半以上是吸毒人员。截至

1 王笑笑，李金澄，杨威，等. 哈萨克斯坦医疗卫生体制现况及发展计划，《中国卫生经济》2016年第7期，第94-96页。

2 Svetlana A, Bernd R. Policy Responses to HIV/AIDS in Central Asia, Global Public Health, Vol.10, No.7, 2015, pp.817-833.

2012 年底，哈萨克斯坦 72% 的累计登记病例是通过共用注射设备传播的[1]。②性传播。2010—2013 年间，中亚地区的艾滋病感染率呈现波动性上升，主要原因是该国国际劳工群体数量庞大，流动性强，进一步提高了艾滋病在异性间的传播发病率[2]。

2. 结核病和耐多药结核病高发

结核病是一种高传染性、高致死率的疾病。在中亚，大规模的移民流动对预防结核病构成了重大挑战。根据俄罗斯医学科学院中央结核病研究所的数据，外来务工人员中结核病和耐多药结核病的发病率是普通人群的 2.5 倍[3]。中亚地区的新发结核病病例和以前治疗过的结核病病例中显示出多重耐药的比例均居世界前列[4]。2014 年 WHO 估计哈萨克斯坦的结核病患病率为 127 /10 万[5]。同时，结核病的防控与治疗会受到其他危险因素的影响，例如艾滋病和慢性病等，可能会使病情进一步恶化[6]，使病毒产生耐药性，不利于患者的治疗，从而加重哈萨克斯坦传染病的疾病负担。

3. 慢性病造成严重的疾病负担

根据 WHO 的数据，2019 年 NCDs 占死亡人口总数的 87%，四种主要的 NCDs 造成成年人（30~70 岁）早死的比例为 22.4%。高血压是哈萨克斯坦最常见的疾病之一，也是该国居民死因顺位的第一位，严重影响公众健康。2009—2013 年间，哈萨克斯坦的高血压患病率从 10 778/10 万上升到 13 392/10 万，相当于有 24.3% 的成年人患有高血压。高血压给人群带来的影响不仅体

1 UNAIDS. Country report on progress in implementation of the global response to HIV infection,Kazakhstan 2012, Joint United Nations Programme on HIV/AIDS, Geneva, Switzerland, 2012.

2 Boltaev AA, El-Bassel N, Deryabina AP, et al. The scaling up of HIV prevention for people who inject drugs in Central Asia: a review of structural challenges and ways forward, Drug Alcohol Depend, 2013.

3 Babamuradov B, Trusov A, Sianozova M, et al. Reducing TB Among Central Asia Labor Migrants, Health Affairs, 2019.

4 Thorne C, Ferencic N, Malyuta R, et al. “Central Asia: hotspot in the worldwide HIV epidemic”, Lancet Infect Dis, Vol.10, No.7, 2010, pp.479-488.

5 World Health Organization, Kazakhstan Tuberculosis Profile 2014, 2014, https://extranet.who.int/sree/Reports?op=Replet&name=%2FWHO_HQ_Reports.%2FG2%2FPROD%2FEXT%2FTBCountryProfile&ISO2=KZ&LAN=EN&outtype=html.

6 Davis A, Terlikbayeva A, Aifah A, et al. Risks for tuberculosis in Kazakhstan: implications for prevention, Int J Tuberc Lung Dis, Vol.21, No.1, 2017 , pp.86-92.

现在卫生领域，还影响社会生产劳动力，约 40% 的死亡人数发生在劳动年龄组（20~64 岁），其中 64% 为男性。导致这些 NCDs 的高危因素主要是吸烟和酗酒等不良生活方式。哈萨克斯坦酒精消费量在世界上排名第 34 位（人均每年消费 10.3 升酒精），是中亚国家中最大的酒精消费国。

4. 城乡卫生公平性和可及性差距明显

哈萨克斯坦卫生资源分配不均，区域卫生服务不平衡，尤其是基层医疗卫生服务体系不完善。例如 2009 年哈萨克斯坦的农村人口占全国总人口的 46.90%，仅有约 35% 的农村地区可以获得国家基本水准的医疗设备和补给。为有效缓解卫生人力资源分布不均的问题，哈萨克斯坦卫生部于 2019 年提高了全国 19.1 万名医疗卫生工作人员的工资。2019 年 2 月 27 日纳扎尔巴耶夫总统在“祖国之光”党第 18 届代表大会上表示，国家将推动医疗卫生领域的发展，为公共卫生和初级卫生保健提供的资金将由 40% 提高至 60%。

表 5-3 2008—2017 年哈萨克斯坦母婴健康指标

健康指标 / 时间	2008	2009	2010	2011	2012	2013	2014	2015	2016	2017
孕产妇死亡率 /10 万	45	—	51	—	—	26	13	12	10	10
婴儿死亡率 /‰	27	26	29	—	17	14.6	11.7	7	5.9	5
5 岁以下儿童死亡率 /‰	30	29	33	—	19	16.3	—	14.1	11.4	10
低出生体重婴儿占比 /%	6	6	6	—	—	—	3.7	—	—	—
5 岁以下儿童超重率 /%	14.8	14.8	14.8	14.8	13.3	13.3	13.3	13.3	9.3	9.3

数据来源：WHO、世界银行

二、乌兹别克斯坦的母婴健康与卫生服务情况

（一）健康状况

乌兹别克斯坦是中亚地区人口最多的国家，同时也是艾滋病蔓延最快的

国家之一，确诊患者数由1998年以前的51例增加到2013年的估计值3.5万例[1]。苏联的解体以及政治、经济和公共卫生基础设施的变化构成了乌兹别克斯坦艾滋病流行的背景[2]。性传播已被确认为艾滋病的全球驱动因素，在乌兹别克斯坦，女性性工作者中的艾滋病感染率估计为4.4%~28%[3]。除此之外，上文提到的国际劳工的流动和吸毒行为也是感染艾滋病的重要途径。同时，乌兹别克斯坦还是全球27个耐多药结核病高负担国家之一，最突出的特征是结核病的复发率很高，WHO于2014年指出乌兹别克斯坦结核病的复发比例可达17%左右[4]，其原因与吸烟、酗酒等生活习惯和其他危险性因素有关，如硅肺、艾滋病和慢性阻塞性肺炎等[5]。

此外，真菌类疾病是乌兹别克斯坦另外一个重要的公共卫生问题。近年来，乌兹别克斯坦的霉菌病患者一直在增加，该现象与免疫功能低下患者的数量增加有关[6]。抗真菌预防通常用于白血病和移植患者，所以大多数有风险的患者直到确诊或高度怀疑时才接受抗真菌治疗，在一定程度上增加了治疗的难度。根据乌兹别克斯坦2014年的调查显示：头癣患者总数为7 307人（23.8/10万），毛滴虫感染患者总数为6 414人（20.9/10万），患有复发性外阴阴道念珠菌病的妇女总数为513 600人（3 339/10万）[7]。肺孢子虫肺炎和隐球菌脑膜炎是艾滋病患者的机会性感染，而在乌兹别克斯坦，每10万人中就有1 650人患有肺孢子虫肺炎[8]，由此看来，真菌性疾病是乌兹别克斯坦艾滋病感染率升高的重要因素。乌兹别克斯坦境内获得伏立康唑和氟胞嘧啶等有效治疗药品较为困难，极大增加了抗真菌疾病的治疗和控制难度。

1　Uzbekistan 2013, http://www.unaids.org/en/regionscountries/countries/Uzbekistan.

2　Field MG. HIV and AIDS in the former Soviet Bloc, N Engl J Med, Vol.351, 2004, pp.117-120.

3　Todd CS, Khakimov MM, Giyasova GM, et al. Prevalence and factors associated with human immunodeficiency virus infection among sex workers in Samarkand, Uzbekistan, Sex Transm Dis, Vol.36, 2009, pp.70-72.

4　Global TB Report 2015, http://apps.who.int/iris/bitstream/10665/191102/1/9789241565059_eng.pdf?ua =1.

5　Gadoev J, Asadov D, Harries AD, et al. Recurrent tuberculosis and associated factors: A five -year countrywide study in Uzbekistan, PLoS ONE, Vol.12, No.5, 2017, pp.1-12.

6　Tilavberdiev SA, Mavlyanova SA. Mycosis and HIV-infection, Med J Uzb, Vol.5, 2015, pp.67-71.

7　Tilavberdiev SA, Denning DW, Klimko NN. Serious fungal diseases in the Republic of Uzbekistan, Eur J Clin Microbiol Infect Dis, Vol.36, 2017, pp.925-929.

8　同5。

（二）母婴健康情况

乌兹别克斯坦的母婴健康在中亚地区处于中等水平。由表 5-4 可见，自 2008 年以来，乌兹别克斯坦的 MMR、IMR、U5MR 等指标呈波动性上升趋势。

表 5-4 2008—2017 年乌兹别克斯坦母婴健康指标

健康指标 / 时间	2008	2009	2010	2011	2012	2013	2014	2015	2016	2017
孕产妇死亡率 /10 万	30	25	28	—	—	36	—	36	—	—
婴儿死亡率 /‰	34	32	44	—	34	36.7	—	—	—	—
5 岁以下儿童死亡率 /‰	38	36	52	—	40	42.5	—	—	—	—
低出生体重婴儿占比 /%	6.0	6.0	4.4	4.4	4.4	—	—	—	—	—
5 岁以下儿童超重率 /%	9.4	9.4	12.8	12.8	12.8	—	—	—	—	—

数据来源：WHO、世界银行

三、吉尔吉斯斯坦的母婴健康与卫生服务情况

（一）医疗卫生情况

吉尔吉斯斯坦国家卫生部负责制定卫生政策、设立临床标准，地方卫生局和卫生服务提供者执行具体工作。全国的卫生服务系统被分成国家级、州级、市级和区级 4 个等级。吉尔吉斯斯坦的私人医疗机构主要包括门诊和药房，但规模都很小。慢性病占吉尔吉斯斯坦所有死亡原因的 80%，其中一半的死亡原因是心血管疾病。导致吉尔吉斯斯坦的心脑血管疾病患病率较高的原因有三点：

第一，高血压。高血压一直是影响吉尔吉斯斯坦人群健康的首要问题，是心血管疾病最重要的危险因素，是该国男性的第二大常见疾病，女性的第三大常见疾病，对生活在贫困中的人口造成巨大的经济负担[1]。

第二，不良的行为习惯。尼古丁和酒精的过度使用是造成吉尔吉斯斯坦

1 National Statistics Data 2015, Mid-term Review Report of Den Sooluk National Health Reform Program of the Kyrgyz Republic for 2012—2016.

心血管疾病死亡率高的重要因素。2013 年吉尔吉斯斯坦 15 岁以上人口中，女性吸烟率为 3. 7%，男性吸烟率为 50. 5%[1]，高于大多数相同收入水平的国家。

第三，肥胖。2013 年 WHO 的调查报告显示，在 25~64 岁的成年人中，42.9% 的人血压升高，23.6% 的人总胆固醇水平升高。近 1/5（17.4%）的成年人被认为有较高的心血管风险，即未来 10 年内发生心血管疾病或死亡的可能性将超过 30%[2]。由此可见，吉尔吉斯斯坦的慢性病患者呈现年轻化的趋势，潜在的高危人群也在不断扩大，使经济发展水平本就不高的吉尔吉斯斯坦面临更加严峻的公共卫生挑战。

（二）母婴健康发展情况

吉尔吉斯斯坦的母婴健康在中亚地区处于中等水平，由贫困造成的儿童贫血和营养不良问题严重。自 2008 年以来，MMR、IMR、U5MR 等指标整体呈下降趋势，但低出生体重婴儿发生率有所上升（表 5-5）。2015 年 WHO 指出，造成吉尔吉斯斯坦 U5MR 高的主要原因是围产期并发症，如早产、急性呼吸道感染和腹泻等疾病[3]。由此可见，孕产妇和婴幼儿在产前检查和产后护理方面尚未得到有效保障。中亚地区不稳定的社会环境一直威胁着当地儿童健康，其中最普遍和最严重的威胁来自贫困、营养不良、缺乏安全饮用水以及接触有毒化学品。2018 年的一项研究指出：吉尔吉斯斯坦的经济状况较差，7% 的家庭因经济原因经常缺乏食物，21.1% 的家庭偶尔食物不足[4]，对该国婴幼儿的成长发育极为不利。吉尔吉斯斯坦主要的儿童健康问题是缺铁性贫血和营养不良，儿童贫血患病率高达 42%，缺铁性贫血患病率高达 48%[5]。2014 年联合国儿童基金会报告称：在吉尔吉斯斯坦 6~29.9 个月的儿童中，11.7% 的儿童发育不良，

1 Institute of Health Metrics and Evaluation, http://www.healthdata.org/kyrgyzstan.

2 World Health Organization, Kyrgyzstan STEPS survey 2013: fact sheet, 2015.

3 WHO Global Health Observatory, 2015, http://www.who.int/gho/countries/kgz.pdf?ua=1.

4 Shin H, Lee SJ, Lee Y，et al. Community health needs assessment for a child health promotion program in Kyrgyzstan, Evaluation and Program Planning, 2019, pp.1-35.

5 National Anemia Profile-Kyrgyzstan Republic, 2015, https://www.spring nutrition.org/publications/series/national-anemiam profiles/Kyrgyzstan-republic.

2.0% 的儿童消瘦，4.8% 的儿童体重不足[1]。

表 5-5 2007—2017 年吉尔吉斯斯坦母婴健康指标

健康指标 / 时间	2007	2008	2009	2010	2011	2012	2013	2014	2015	2016	2017
孕产妇死亡率 /10 万	—	81	61	71	—	—	75	—	76	—	—
婴儿死亡率 /‰	33	33	32	33	—	24	21.6	—	—	—	—
5 岁以下儿童死亡率 /‰	38	38	37	38	—	27	24.2	—	—	—	—
低出生体重婴儿占比 /%	—	2.7	2.7	2.7	2.7	3.4	2.8	2.8	—	—	—
5 岁以下儿童超重率 /%	—	10.7	10.7	10.7	10.7	8.5	7.0	7.0	—	—	—

数据来源：WHO、世界银行

四、塔吉克斯坦的母婴健康与卫生服务情况

（一）医疗卫生情况

塔吉克斯坦作为中亚地区国土面积最小的国家，经济水平也是中亚 5 国中最低的。主要健康问题除了与上述 4 国相同的艾滋病、肺结核与慢性病之外，塔吉克斯坦的儿童贫血问题也十分严重。在 2009 年塔吉克斯坦一项具有全国代表性的儿童样本调查中，男孩的贫血患病率为 20.3%，女孩为 19.8%，患病率随年龄的增长而下降[2]。另据报道，2014 年塔吉克斯坦 20 岁以下人口的超重和肥胖患病率在中亚最低[3]，这种“高贫血低肥胖”的现象与该国经济水平有着紧密的联系。

1 UNICEF. Follow-up survey of nutritional status in children 6-29 months of age, Kyrgyzstan Republic, 2013.

2 Crivelli M, Wyss K, Grize L, et al. Are overweight and obesity in children risk factors for anemia in early childhood? Results from a national nutrition survey in Tajikistan,Int J Public Health, Vol.63, 2018, pp.491-499.

3 Ng M, Fleming T, Robinson M, et al. Global, regional, and national prevalence of overweight and obesity in children and adults during 1980—2013: a systematic analysis for the Global Burden of Disease Study 2013, Lancet, Vol.384, 2014, pp.766-781.

（二）母婴健康发展情况

塔吉克斯坦的母婴健康在中亚地区处于中等水平。自2008年以来，该国母婴健康指标呈稳定下降趋势，但IMR、U5MR高于世界平均水平（表5-6）。塔吉克斯坦的现代避孕药具使用率过低也是一个较为突出的公共卫生问题。2015年的一项研究中发现，塔吉克斯坦的现代避孕药具使用率仅为27.1%[1]，其中受教育程度和社会经济地位低的妇女的使用率更低。现代避孕药具的正确使用不仅能够减少意外受孕和不安全堕胎，降低孕产妇和婴儿死亡率[2]，还能获得更长的生育间隔，有利于控制过快增长的人口数量。2016年塔吉克斯坦是中亚5国中人口增长速度最快的国家，同年的人口密度仅次于乌兹别克斯坦，排在第2位。虽然现代避孕药具对降低孕产妇和婴儿的死亡风险有重要作用，但还是需要从根本上进一步完善初级医疗保健，保证产前产后保健和机构分娩等比避孕措施更加重要。

表5-6　2008—2017年塔吉克斯坦母婴健康指标

健康指标/时间	2008	2009	2010	2011	2012	2013	2014	2015	2016	2017
孕产妇死亡率/10万	64	43	65	—	—	44	—	32	—	—
婴儿死亡率/‰	54	52	47	—	49	40.9	—	—	—	—
5岁以下儿童死亡率/‰	64	61	56	—	58	47.7	—	—	—	—
低出生体重婴儿占比/%	14.9	14.9	15.0	15.0	12.1	13.3	13.3	—	—	—
5岁以下儿童超重率/%	6.7	6.7	—	—	5.9	6.6	6.6	—	—	—

数据来源：WHO、世界银行

1　Merali S. The relationship between contraceptive use and maternal and infant health outcomes in Tajikistan, Contraception, 2015, pp.1-16.

2　Cleland J, Conde-Agudelo A, Peterson H, et al. Contraception and health, Lancet, Vol.380, No.9837, 2012, pp.149-156.

第六章 “一带一路”沿线西亚、北非国家母婴健康状况

第一节 “一带一路”沿线西亚、北非国家总体卫生健康状况

西亚（Western Asia），亚洲西部，自伊朗至土耳其，是联系亚、欧、非三大洲和沟通大西洋、印度洋的枢纽。该地区降水稀少，气候干旱，水资源短缺，草原和沙漠广布。西亚的主要居民有阿拉伯人、波斯人、土耳其人和犹太人等，其中阿拉伯人的分布最为广泛。西亚是伊斯兰教、基督教和犹太教的发源地，也是目前世界上石油储量最丰富、产量最大和出口量最多的地区，有“世界石油宝库”之称。

北非（North Africa）位于北回归线两侧，主要是指位于非洲北部地中海沿岸的国家，面积 837 万平方千米。该地区为典型的热带沙漠气候和地中海气候，特别干旱。北非的主要人种是白人，大部分是阿拉伯人。北非国家的经济增速仍然较低，难以催生足够的就业岗位以切实降低失业率和改善民生，该地区内大多数国家，特别是部分石油进口国的负债率仍处于较高水平。

“一带一路”沿线西亚、北非地区主要由阿拉伯海湾国家、部分红海东海岸国家以及北非国家组成，包括：土耳其、伊朗、叙利亚、伊拉克、阿联酋、沙特阿拉伯、卡塔尔、巴林、科威特、黎巴嫩、阿曼、也门、约旦、以色列、埃及等。与其他沿线地区相比，西亚、北非地区国家的总体健康状况处于中等水平，主要特征为：心脏病、糖尿病等慢性非传染性疾病发病率升高、孕产妇死亡率偏高、病毒性肝炎和血吸虫病等传染病问题严重、近亲结婚现象普遍、婴幼儿遗传性疾病患病率较高等。

一、生育低龄化现象普遍，孕产妇死亡率偏高

在西亚、北非地区，女性的过早生育现象十分普遍，例如埃及、也门和伊拉克等国2008—2017年的青春期生育率（每千名15~19岁女性生育数）一直高于世界平均水平（图6-1），造成当地MMR和IMR偏高。女性过早生育不仅会因为自身尚未发育完全而导致身体虚弱，更会影响婴儿的身体健康，增加母婴双方营养不良和死亡的风险。在全球范围内，营养不良已被确定为造成350万名母亲和儿童死亡的主要原因，占伤残调整寿命年的11%。该地区生育低龄化的主要原因有以下几点：

第一，女性的家庭经济水平。女性的结婚年龄与家庭的经济状况成正相关关系。麦奎利（Macquarrie）分析了来自孟加拉国、印度、尼泊尔和巴基斯坦4国25~49岁女性的最新数据，发现女性的结婚年龄随着家庭财富的增加而升高[1]。在经济不发达地区，家长会通过早婚的方式将未成年女性转移到男方家庭中来减轻经济负担。

第二，社会文化的影响。西亚、北非地区主要信仰伊斯兰教，由于伊斯兰教旨崇尚人丁兴旺，不允许堕胎，并且法律允许14~15岁的女孩结婚，在很大程度上加剧了女性生育低龄化的程度。

第三，女性受教育水平的影响。结婚年龄和受教育程度之间存在着某种双向的影响关系。有研究发现，受教育年限越短，未成年人结婚的可能性就越大；在18个早婚率最高的国家中，没有受过教育的女孩在儿童时期结婚的可能性是受过中等教育女孩的6倍。

第四，女性社会地位的影响。在西亚、北非社会中，男女性别的社会地位差异很大，家庭中年轻女性通常是地位最低的，她们的发言与选择空间十分有限。德尔普拉托（Delprato）研究发现，家庭决定娶未成年女性反映了几代人在维持现状的社会压力下所传递的社会文化规范。基于上述社会地位和文化认知，生活在西亚、北非社会中的未成年女性就会顺应家庭的安排。

1 Macquarrie KL. Marriage Timing, Gender Context, and Early Family Formation, 2016.

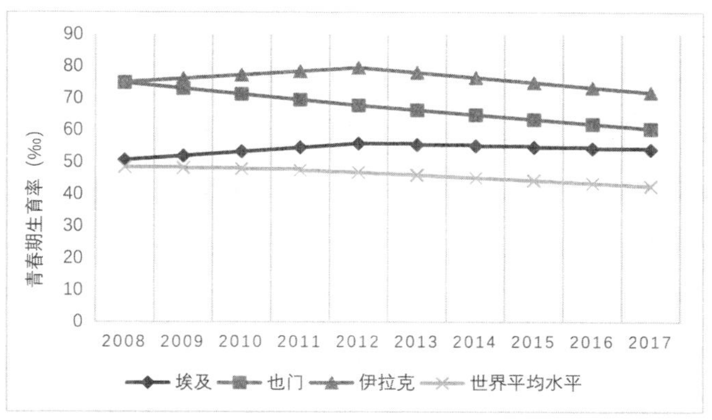

图 6-1 2008—2017 年西亚、北非 3 国青春期生育率

二、近亲结婚问题普遍，婴儿遗传性疾病高发

阿拉伯国家近亲结婚问题较为严重。阿联酋和中部其他地区近亲结婚的比例高达 25%~60%。部分原因在于伊斯兰宗教文化对女性的限制，使其接触的男性多为同族近亲，当地居民的观念认为近亲结婚对女方有利，可以较为容易地融入新家庭，得到更多的家庭支持与保护，还可以从一定程度上保证配偶的健康和避免财产纠纷。在这种情况下，农村人口、学历低的近亲结婚的可能性较高，进而妇女流产和婴幼儿死亡率相较非近亲结婚家庭也相应更高，并且近亲结婚家庭产儿患智力迟缓、失明、耳聋、白血病等遗传性疾病的相对危险性也就更高。

三、病毒性肝炎感染人群广，传染病防控体系有待加强

西亚、北非部分国家由于经济发展条件限制，传染病防控体系未能有效阻断疾病传播，病毒性肝炎成为该地区重要的卫生问题。以埃及为例，埃及的病毒性肝炎主要以丙型肝炎病毒（Hepatitis C Virus，HCV）感染为主。2008 年进行的埃及人口健康调查结果显示，14.7% 的人口已受到感染，是世界上感染率最高的国家。尼罗河三角洲和上埃及地区的感染率更高，分别为 26% 和 28%。HCV 感染主要诱因是血吸虫病，因为在 HCV 流行之前，血吸虫病是埃

及最重要的卫生问题，而曼索尼氏血吸虫病历来是诱发肝病的主要病因。

四、慢性病发病率存在性别差异，低龄化倾向明显

以心脑血管疾病、糖尿病等为主的 NCDs 近年来一直居于西亚、北非地区死因顺位的前 3，使多数国家成年人的早死风险一直保持高位，给国家发展带来沉重压力（图 6-2、图 6-3）。国际糖尿病联合会指出：2013 年中东和北非地区的糖尿病发病率在世界上最高（10.9%）。该地区 NCDs 的发病有如下特征：第一，男性的过早死亡风险高于女性。由于男性的平均烟草消耗量和酒精消耗量一般高于女性，不良的生活方式会提高 NCDs 的死亡风险。但在部分阿拉伯国家，女性的 NCDs 发病率会略高于男性，主要原因是当地居民受到伊斯兰宗教文化影响，对女性，尤其是已婚女性的外出社交机会和范围进行了极大限制，使其缺乏运动锻炼的机会，运动量大大低于男性。第二，发病率呈现低龄倾向。在阿拉伯地区，大多未成年人喜食高脂高热的快餐食品，整体运动量相较数年前大幅下降，使儿童群体中的超重和肥胖人数显著增加。例如埃及、伊拉克和土耳其近 10 年来 5 岁以下儿童的超重率是世界平均水平的 2 倍（图 6-4），无疑会使 NCDs 发病呈现低龄化倾向。

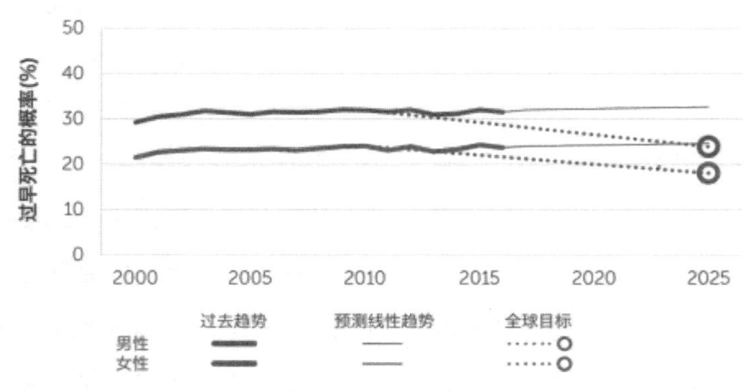

图 6-2　2000—2025 年也门 NCDs 导致的过早死亡风险

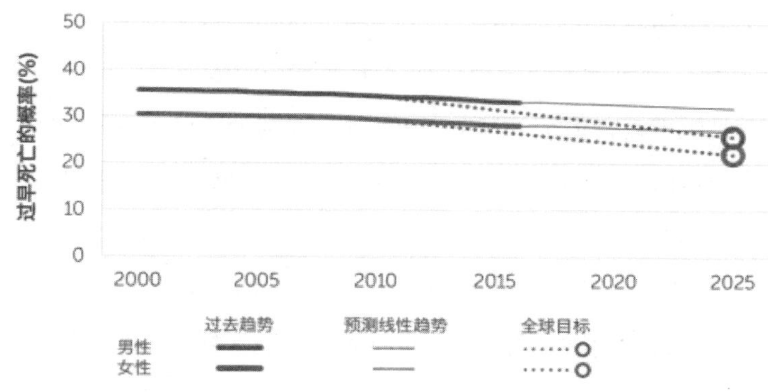

图 6-3 2000—2025 年埃及 NCDs 导致的过早死亡风险

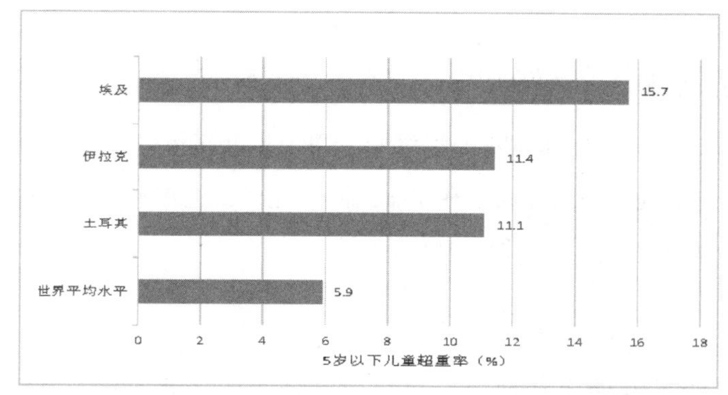

图 6-4 2009—2018 年西亚、北非 3 国 5 岁以下儿童超重率

第二节 “一带一路”沿线西亚、北非地区支点国家母婴健康情况

一、沙特阿拉伯的母婴健康与卫生服务情况

（一）医疗卫生情况

沙特阿拉伯（以下简称“沙特”）是一个石油大国，国内的财政收入主要依靠石油资源的出口。自 1974 年以来，随着石油收入的急剧增加，沙特成

为了世界上经济增长最快的国家之一。经济的快速增长促使其医疗设施和医疗保障相对完善，国内各项健康指标均高于世界平均水平。结核病、艾滋病等传染病控制情况较好，但是 MMR、IMR 等高于部分同层次水平国家，例如，2015 年沙特 MMR 为 14/10 万，而阿曼为 12/10 万；2016 年沙特 IMR 为 11‰，高于巴林等国的 7‰。

沙特一直高度重视公民的医疗保健服务，石油业的兴盛为医疗卫生提供了坚实的资金支持，国家财政收入大量投入公共卫生领域，在改善饮水、粮食供应和营养改善、全面的妇幼保健、为儿童接种重大传染病疫苗等方面发挥着重要作用[1]。沙特的卫生保健系统主要由卫生部和地方卫生局组成，卫生部下属 20 个地区卫生局，每个地区卫生局都有一些医院和卫生部门，卫生部门对一些初级保健中心进行监督。2011 年卫生部共有 224 家医院和 2 037 个初级卫生保健中心。其中大约 60% 的保健服务由卫生部提供，18% 由向公众开放的其他政府医院提供，比如大学和军队医院。此外，近年来私立医院在卫生保健服务中提供的服务比重逐渐加大。

（二）母婴健康发展情况

沙特的母婴健康在西亚、北非地区处于中等水平。自 2008 年以来，MMR、IMR、U5MR 等指标呈稳定下降趋势，孕产妇和婴幼儿的健康水平明显提高（表 6-1）。沙特母婴健康发展面临的主要挑战包括：

1. 近亲结婚率和早婚多育率高

沙特是世界上血缘通婚率较高的国家之一，近亲结婚家庭比例高达 57.7%。近亲生殖不仅有更大的风险产生纯合的隐性有害基因，而且对多因素或多基因疾病、不孕症、自然流产和死胎的易感性也更高[2]。此外，沙特的另一个重要社会问题就是妇女的高生育率。虽然当地的大多数宗教文化允许民众

1 Almalki M, Fitzgerald G, Clark M. Health care system in Saudi Arabia: an overview, Eastern Medi-terranean Health Journal, Vol.17, No.10, 2011, pp.784-793.

2 Belal SKM, Alzahrani AK, Alsulaimani AA, et al. Effect of parental consanguinity on neonatal anthropometric measurements and preterm birth in Taif, Saudi Arabia, Translational Research in Anatomy, No.13, 2018, pp.12-16.

避孕，但政府并没有提供有效的措施支持。所以，该国妇女的多次生育行为非常普遍，在人口数量急剧增长的同时，也增加了生育先天性和遗传异常婴儿的风险[1]。沙特没有制定法定最低结婚年龄，传统上女性可早于16岁结婚，特别是经济不发达地区，女性早婚成为常态。但女性的过早生育很可能会因为母亲和婴儿双方均未发育完全或缺乏足够的营养摄入而造成MMR的升高，据调查27.2%的妇女早死的原因来源于早婚导致的产妇死亡[2]。

2. 肥胖增加了妇女的健康风险

根据WHO在2016年发布的糖尿病国情简介，72.9%的沙特女性缺乏运动[3]，这归因于伊斯兰文化对女性的自由出行、交往等活动做出了极大的限制。同时阿拉伯社会崇尚多子女，妇女孕育多胎非常常见，由于怀孕和产后恢复时间长，且在此期间产妇习惯性摄入更多高糖高脂肪的食物[4]，饮食热量的摄入大大超过每日所需以及缺乏应有的运动锻炼，导致女性肥胖率大大高出男性，也增加了孕期产生其他疾病的风险。

表6-1 2008—2017年沙特阿拉伯母婴健康指标

健康指标/时间	2008	2009	2010	2011	2012	2013	2014	2015	2016	2017
孕产妇死亡率/10万	20	20	19	18	18	17	17	17	17	17
婴儿死亡率/‰	11.7	11	10.3	9.6	8.9	8.3	7.8	7.2	6.7	6.3
5岁以下儿童死亡率/‰	13.6	12.7	11.9	11.1	10.4	9.7	9.1	8.4	7.9	7.4
低出生体重婴儿占比/%	—	—	—	—	—	—	—	—	—	—
5岁以下儿童超重率/%	—	—	—	—	—	—	—	—	—	—

数据来源：WHO、世界银行

1 Mobaraki AEH, Soderfeldt B. Gender inequity in Sau-di Arabia and its role in public health, Eastern Mediterranean Health Journal, Vol.16, No.1, 2010, pp.113-118.

2 World Health Organization. Country Cooperation Strategy for WHO and Saudi Arabia 2012—2016, 2013.

3 Alotaibi A, Perry L, Gholizadeh L, et al. Incidence and prevalence rates of diabetes mellitus in Saudi Arabia: An overview, Journal of Epidemiology and Global Health, Vol.7, No.4, 2017, pp.211-218.

4 Al-Qahtani AM. Prevalence and Predictors of Obesity and Overweight among Adults Visiting Primary Care Settings in the Southwestern Region, Saudi Arabia, BioMed Research International, No.5, 2019.

二、埃及的母婴健康与卫生服务情况

（一）医疗卫生基本情况

1. 人口高速增长使卫生服务系统负担增大

近十年，埃及人口呈爆炸性增长，超过一半的人口集中在尼罗河三角洲地区。人口剧增给埃及带来严重的贫困问题，贫困人口比例高达40%。经济方面，2011年以来的局势动荡对埃及国民经济造成严重冲击，2014年新政府成立以后，经济发展得到恢复，民生得到改善，2016年GDP为3 685美元，2016年卫生总支出占国内生产总值的5.6%。

2.HCV发病率高居世界首位

HCV是埃及的地方病，发病率高居世界首位。主要原因是在实施大规模人群抗血吸虫治疗时（从1950年到1980年）使用牙石催吐剂导致了广泛的感染。HCV感染是通过血液接触发生的。除了通常的传播方式，还包括在诊治过程中经常会出现共用或者重复使用针头、医疗设备消毒不良等情况，这极大地增加了疾病传染的可能性；在患者方面，HCV感染者的文盲率高，防范意识较低，使HCV在人群中传播的情况较为普遍。目前埃及面临的最大问题是国家支付的医疗费用不能满足HCV患者的需求，患者难以得到及时有效的治疗。

（二）母婴健康发展情况

1. 妇女健康

经过半个多世纪的发展，埃及妇女的健康状况有了很大的改善。1950年女性人均期望寿命为44岁，男性为41岁，2019年女性为74.4岁，男性为69.7岁。但是仍然存在以下问题：

（1）接受门诊服务的比例较小

埃及妇女的医疗卫生状况不容乐观，接受门诊服务的比例较小。调查显示，在患病的情况下，45.6%的青年女性寻求医护人员的医疗建议，48.4%偶尔这样做，6%从不寻求医护人员的医疗建议（而是咨询药师或自我治疗）。

（2）人工流产导致大量妇女发病和死亡

不安全流产导致许多直接的或间接的并发症，严重影响着妇女的生殖健康。在埃及，几乎每四次生育中就会有一次流产，大约五分之一的受孕因流产而提前终止。对流产的错误认知和女性社会地位较低是造成埃及孕妇流产时不愿意寻求医疗帮助的主要原因。近一半的孕妇认为流产时出现的阴道失血会自行停止，并且婚后寻求医疗服务的行为很大程度受到其丈夫的影响。

（3）女性割礼诱发生理和心理健康问题

女性割礼仍在埃及存在，特别是发展相对落后的农村地区。1996 年，埃及政府颁布了《禁止割礼法》，随后卫生部也颁布禁止在公立、私立医院和诊所施行割礼的命令，但女性割礼仍很普遍，估计有 50%~80% 的农村妇女受过割礼，给妇女造成许多生理和心理健康问题。

（4）高剖宫产率增加母婴健康风险

埃及女性剖宫产比率也较高，带来高健康风险和产后身体不适。剖宫产分娩已在许多国家迅速增长，在中东地区，相较于其他国家，埃及具有更高的医院剖宫产率（21.9%），并且随着时间的推移还在不断上升。影响埃及产妇剖宫产的主要因素是胎儿数量、受教育水平和社会经济地位。

2. 儿童健康

1990 年，埃及 IMR 和 U5MR 分别为 62.7‰和 85.5‰。到 2017 年，埃及 IMR 和 U5MR 分别降至 12‰和 22‰，取得了巨大成就（表 6-2），但仍存在以下诸多问题：

（1）腹泻病高发

埃及 5 岁以下儿童腹泻发病次数高达每年 3 000 万次，这一状况与北非地区其他国家相似。母乳喂养率低是造成婴儿腹泻的一个重要原因，目前埃及 0 ~3 个月婴儿的母乳喂养率较高，但其他年龄段婴儿的母乳喂养率却不尽如人意。

（2）儿童残疾产生多种不良后果

在埃及，残疾构成了儿童健康的主要问题，并且产生了健康、经济和社会等方面的不良后果。据统计，埃及儿童中约 6% 有严重残疾。许多身体、认知和心理上的残疾导致这些儿童对监护人有着很强的依赖性。

（3）儿童健康保险计划缺少公平性

从1992年起，埃及政府开始推行学校儿童健康保险计划（Student Health Insurance Plan，SHIP），并且首次为该计划设立专门的消费税。但由于SHIP只针对在校儿童，未覆盖非在校贫困家庭儿童，存在着较大的不公平性问题。

表6-2　2008—2017年埃及母婴健康指标

健康指标/时间	2008	2009	2010	2011	2012	2013	2014	2015	2016	2017
孕产妇死亡率/10万	82	—	66	—	—	45	39	33	—	—
婴儿死亡率/‰	20	18	19	—	18	18.6	13	12.8	12.8	12
5岁以下儿童死亡率/‰	23	21	22	—	21	21.8	24.6	24	22.8	22
低出生体重婴儿占比/%	13	13	13	—	—	—	6.8	—	—	—
5岁以下儿童超重率/%	20.5	20.5	20.5	20.5	20.5	20.5	20.5	15.7	15.7	15.7

数据来源：WHO、世界银行

三、土耳其的母婴健康与卫生服务情况

（一）医疗卫生基本情况

土耳其卫生服务体系的原则是“向每个公民提供高质量低成本的服务”。自2003年开始实施“医疗转型计划”后，土耳其的医疗保健水平有了很大的提高，在西亚、北非地区处于中等偏上的水平。总体特征是：第一，妇幼健康事业发展良好。2015年土耳其的MMR为16/10万，远低于世界平均水平；U5MR为13.5‰，与西亚、北非地区的平均水平持平，远低于世界平均水平（表6-3）。第二，慢性病死亡数占死亡总数的比例高。2016年四种主要的慢性非传染性疾病造成成年人早死（30~70岁）的比例为16.1%。第三，卫生经费投入严重不足。2016年土耳其的卫生总支出占国内生产总值百分比为9.6%，不

足世界平均水平的一半，说明土耳其的卫生经费投入还需要继续加强。

表 6-3 2008—2017 年土耳其母婴健康指标

健康指标 / 时间	2008	2009	2010	2011	2012	2013	2014	2015	2016	2017
孕产妇死亡率 /10 万	23	—	20	—	—	20	19	16	—	—
婴儿死亡率 /‰	20	18	12	—	12	16.5	7.5	7.1	6.5	6
5 岁以下儿童死亡率 /‰	22	20	13	—	14	19.2	13.5	13.5	12.7	12
低出生体重婴儿占比 /%	16	11	11	—	—	—	1.9	—	—	—
5 岁以下儿童超重率 /%	8.8	8.8	8.8	8.8	—	10.9	10.9	10.9	10.9	11.1

数据来源：WHO、世界银行

（二）母婴健康发展情况

1. 生育低龄化造成母婴死亡率较高

土耳其妇女的生育低龄化是造成孕产妇和婴儿死亡的主要原因。青春期生育率高可归因于：第一，经济水平较低。有报告显示土耳其女性的结婚年龄随着家庭经济水平的增加而增加，在有些经济水平较低的家庭中，家长会为了减少家庭开支而提早将女儿嫁出。第二，社会鼓励女性生育以及不提倡节育。第三，法律允许。通常情况下，土耳其两性的最早法定结婚年龄是 18 岁，但是在特殊情况下，如各方同意，可向法院提出申请，经法院判决，满 16 岁即可结婚（结婚后即视为成年人）。在更为极端的情况下，年龄处于 14 到 16 岁之间也可以结婚。

2. 性别歧视增加女性患病风险

性别歧视在伊斯兰教占主导地位的国家向来是敏感问题，其突出特征就是社会中男女地位的不平等，女性的很多行为都受到宗教文化的制约。土耳其政府还通过一些立法，鼓励妇女回归家庭，导致了女性受教育水平低、青春期生育率高的现象。2007—2015 年，土耳其的高等教育毛入学率呈逐年增长趋势，但男女入学率差距仍在加大（表 6-4）。

表 6-4　2007—2015 年土耳其高等教育毛入学率

入学率 / 年份	2007	2008	2009	2010	2011	2012	2013	2014	2015
毛入学率 /%	38.80	40.22	46.54	56.36	61.12	69.78	79.6	87.02	95.43
男生毛入学率 /%	44.19	45.37	52.05	62.09	66.35	75.31	85.61	93.12	99.80
女生毛入学率 /%	33.33	34.97	40.93	50.52	55.77	64.13	73.44	80.76	88.89

数据来源：WHO、世界银行

3. 乳腺癌成为女性主要致死疾病

在土耳其，乳腺癌是最常见的癌症，也是导致女性死亡的主要原因。一项对土耳其全国乳腺癌登记患者的调查表明，患者诊断年龄中位数为 51 岁，17.2% 的患者小于 40 岁，保乳手术率为 39.3%，48.3% 的患者患有二期癌症。尽管近年来筛查中心和免费乳房 X 线照相（年龄在 40 至 69 岁之间）以及移动筛查系统在土耳其普及，但由于对乳腺癌缺乏认识，仍有相当一部分患者在晚期才得到诊断。

4. 肥胖防控面临挑战

肥胖是土耳其的全国性问题，女性肥胖问题较为突出，使该国在防控人群肥胖问题上面临巨大的挑战。研究表明：土耳其西部的爱琴海地区的肥胖率最高，35~60 岁的妇女肥胖率为 35%。土耳其东部的肥胖率为 21%，东南部为 28%。由此可见，土耳其局部肥胖率已与其他发达国家相当，肥胖是诸多慢性病的重要诱因，制订妇女应对肥胖的卫生战略是非常必要的。

2013 年土耳其人口与健康调查结果显示：土耳其学龄前儿童的超重、肥胖高发区域与妇女肥胖率高发地区一致，主要是在土耳其经济发展情况较好的城市。根据超重、肥胖问题随着年龄的增长而减少的趋势，以及儿童超重、肥胖问题与孕产妇教育水平之间的正相关关系，可以推出土耳其的肥胖干预应该从儿童期开始。

第七章 中国母婴健康事业的发展、成就和经验

第一节 中国母婴健康事业的发展与成就

妇女儿童健康是全民健康的基石，是衡量社会文明进步的标尺，是人类可持续发展的基础和前提。中国共产党和中国政府历来高度重视妇女儿童健康，将其作为保护妇女儿童权益，促进妇女儿童全面发展的重要基础性工作。新中国成立前，妇幼健康服务能力很弱，广大农村和边远地区缺医少药，孕产妇死亡率高达 1 500/10 万，婴儿死亡率高达 200‰，人均预期寿命仅有 35 岁。新中国成立后，妇幼健康事业面貌焕然一新，妇女儿童健康水平不断提高，2018 年全国孕产妇死亡率下降到 18.3/10 万，婴儿死亡率下降到 6.1‰，人均预期寿命达到 77.0 岁，优于中高收入国家平均水平[1]。

一、中国母婴健康促进事业发展的三个阶段

第一阶段：成长期，1949 年—1978 年。1949 年 9 月中国人民政治协商会议审议通过《中国人民政治协商会议共同纲领》，明确提出“注意保护母亲、婴儿和儿童的健康”。同年 10 月底卫生部成立，内设妇幼卫生局，地方各级卫生部门内设妇幼卫生处（科），建立了自上而下完整的妇幼健康行政管理体系。1950 年开始探索设立妇幼保健专业机构，加强人才队伍建设，为妇幼健康事业发展奠定了基础。

第二阶段：成熟期，1978 年—2012 年。加强国际合作，吸收国际先进理

1 国家卫生健康委·中国妇幼健康事业发展报告（2019），http://www.nhc.gov.cn/fys/s7901/201905/bbd8e2134a7e47958c5c9ef032e1dfa2.shtml.

念和经验，引进资金和技术，结合国情加强政策转化。逐步完善妇幼健康信息统计制度，为科学决策提供支撑。推动妇幼健康法制化建设，颁布实施《中华人民共和国母婴保健法》及《中华人民共和国母婴保健法实施办法》，标志着妇幼健康工作制度更加成熟定型。中国政府连续实施了三个周期的中国妇女儿童发展纲要，2009 年启动深化医药卫生体制改革，不断加大妇女儿童健康投入力度，妇幼健康服务公平性、可及性不断提高。

第三阶段：跃升期，2012 年以后。党的十八大以来，妇幼健康事业迎来了新的历史时期。世界卫生组织宣布中国消除新生儿破伤风，标志着中国妇幼健康服务质量和可及性达到新水平，妇幼健康工作由“保生存”向“促发展”转变。习近平总书记提出，人民对美好生活的向往就是我们的奋斗目标，并在 2016 年全国卫生与健康大会上强调，要关注和重视重点人群健康，保障妇幼健康。妇幼健康工作努力顺应时代要求和人民期盼，在全力保障母婴安全基础上，加强政策和服务资源整合，积极推进妇幼健康全程服务，加强儿童早期发展，创新出生缺陷综合防治，深度参与妇幼健康全球治理，推动妇幼健康事业进入新时代。

二、中国母婴健康促进事业发展取得的成就

（一）妇幼健康水平显著提高

1. 女性期望寿命逐步延长

2015 年，中国女性期望寿命为 79.4 岁，比 1990 年延长了 8.9 岁（图 7-1）。

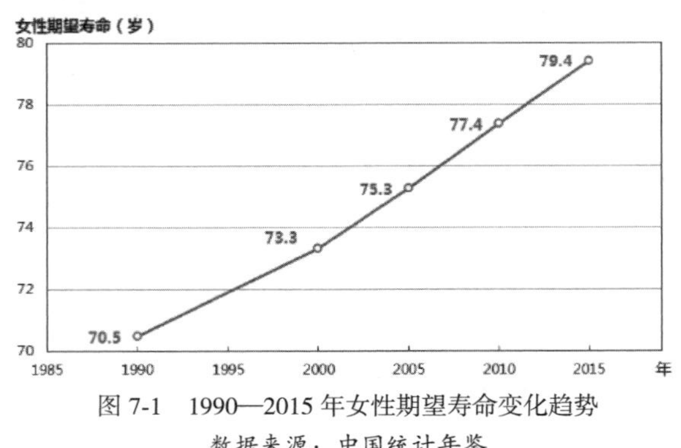

图 7-1　1990—2015 年女性期望寿命变化趋势

数据来源：中国统计年鉴

2. 孕产妇死亡率稳步下降

1990 年全国孕产妇死亡率为 88.8/10 万，2018 年下降至 18.3/10 万，较 1990 年下降了 79.4%（图 7-2）。

城乡差距明显缩小。2018 年，农村和城市孕产妇死亡率分别为 19.9/10 万和 15.5/10 万，与 1990 年相比分别下降了 81.2% 和 67.2%。1990 年城市与农村孕产妇死亡率之比为 1∶2.2，2018 年降至 1∶1.3（图 7-2）。

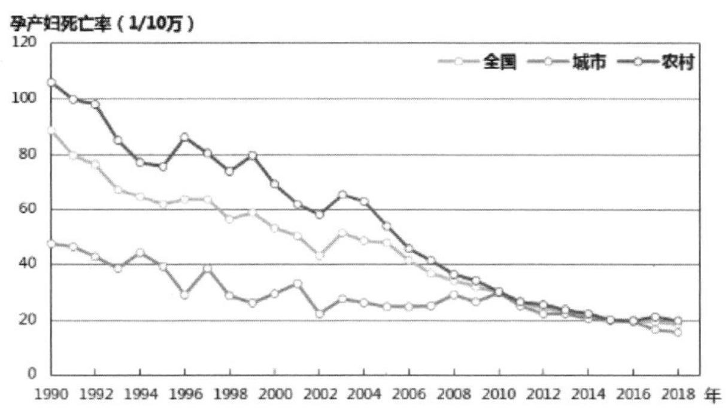

图 7-2　1990—2018 年全国孕产妇死亡率变化趋势

数据来源：全国妇幼卫生监测系统

地区差距持续缩小。2018 年，东、中、西部地区孕产妇死亡率分别为 10.9/10 万、20.0/10 万、25.2/10 万，与 1996 年相比，分别下降了 61.9%、70.5%、81.2%。1996 年西部地区孕产妇死亡率是东部地区的 4.7 倍，2018 年降至 2.3 倍（图 7-3）。

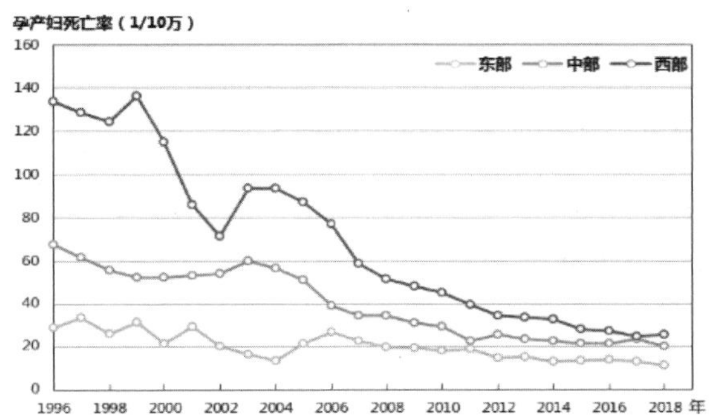

图 7-3　1996—2018 年不同地区孕产妇死亡率变化趋势

数据来源：全国妇幼卫生监测系统

产科出血导致的孕产妇死亡大幅减少。2000 年全国产科出血死因别死亡率为 20.8/10 万，2017 年下降至 5.7/10 万，下降幅度为 72.6%，对全国孕产妇死亡率下降的贡献比例达 45.2%。尤其是农村地区下降更为明显，2000—2017 年间下降幅度达 80.9%，对农村地区孕产妇死亡率下降的贡献比例达 52.4%。

联合国千年发展目标要求到 2015 年，孕产妇死亡率要在 1990 年基础上下降 3/4，中国于 2014 年提前实现，是全球为数不多实现这一目标的国家之一。

3. 儿童死亡率明显下降

新生儿死亡率、婴儿死亡率和 5 岁以下儿童死亡率分别从 1991 年的 33.1‰、50.2‰和 61.0‰，下降至 2018 年的 3.9‰、6.1‰和 8.4‰，分别下降了 88.2%、87.8% 和 86.2%（图 7-4）。

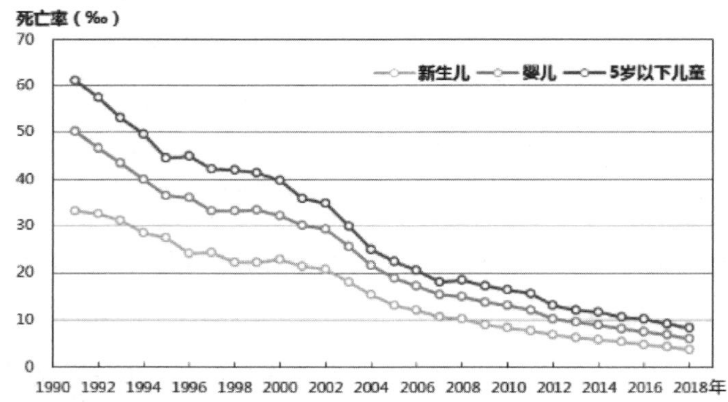

图 7-4　1991—2018 年 5 岁以下儿童死亡率、婴儿死亡率、新生儿死亡率变化趋势

数据来源：全国妇幼卫生监测系统

城乡差距明显缩小。2018 年农村和城市 5 岁以下儿童死亡率分别为 10.2‰和 4.4‰，比 1991 年分别下降了 85.7% 和 78.9%。1991 年城乡 5 岁以下儿童死亡率之比为 1:3.4，2018 年缩小到 1:2.3（图 7-5）。

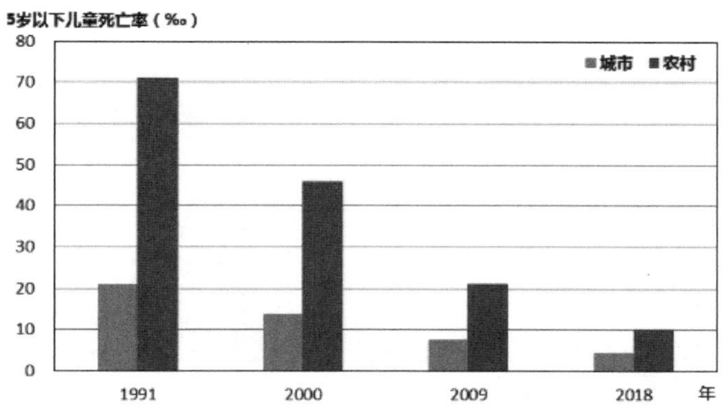

图 7-5　1991—2018 年全国城乡 5 岁以下儿童死亡率比较

数据来源：全国妇幼卫生监测系统

地区差距持续缩小。2018 年东、中、西部地区 5 岁以下儿童死亡率分别为 4.2‰、7.2‰和 12.7‰，较 1991 年分别下降了 87.5%、89.1% 和 87.3%。东、西部 5 岁以下儿童死亡率差值由 1991 年的 66.5‰缩小到 2018 年的 8.5‰（图 7-6）。

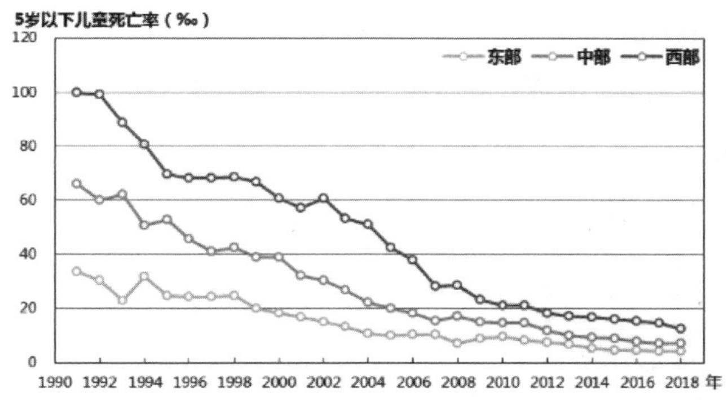

图 7-6　1991—2018 年不同地区 5 岁以下死亡率变化趋势

数据来源：全国妇幼卫生监测系统

联合国千年发展目标要求到 2015 年，5 岁以下儿童死亡率要在 1990 年基础上下降 2/3，中国于 2007 年提前 8 年实现了这一目标。

4. 儿童生长发育状况不断改善

中国 5 岁以下儿童生长迟缓率持续下降。2013 年中国 5 岁以下儿童生长迟缓率为 8.1%，与 1990 年的 33.1% 相比下降了 75.5%。

农村降幅大于城市，城乡差距逐渐缩小。1990—2013 年，城市 5 岁以下儿童生长迟缓率由 11.4% 降至 4.3%，农村由 40.3% 降至 11.2%，城市和农村生长迟缓率分别下降了 62.3% 和 72.2%（图 7-7）。

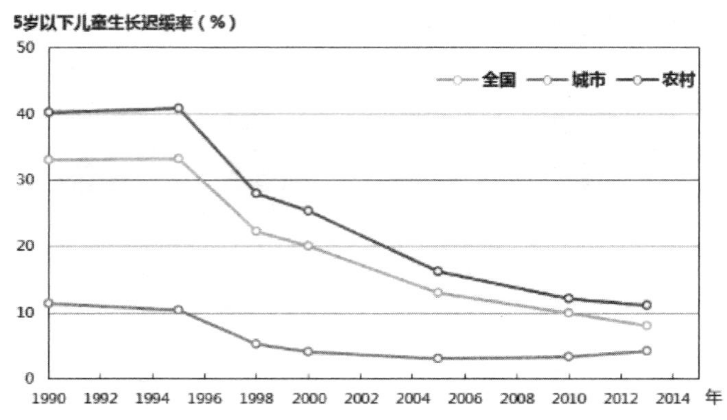

图 7-7 1990—2013 年中国 5 岁以下儿童生长迟缓率变化趋势

数据来源：中国居民营养与健康状况监测

5. 出生缺陷防治成效明显

出生缺陷导致的儿童死亡率明显下降。与 2007 年相比，2017 年出生缺陷导致 5 岁以下儿童死亡率由 3.5‰降至 1.6‰，对全国 5 岁以下儿童死亡率下降的贡献超过 17%，对提高出生人口素质和儿童健康水平发挥了重要作用。

（二）妇幼健康服务持续改善

坚持以妇女儿童为中心，努力为全体妇女儿童提供公平可及和系统连续的妇幼健康服务，不断完善政策制度和服务链条，逐步实现从胎儿到生命终点的全程健康服务和保障。

1. 孕产保健

（1）提供全方位孕期保健服务

普及产前检查，丰富服务内涵。以《母子健康手册》为载体，免费为孕妇进行 5 次产前检查，推广生育全程医疗保健服务。全面推行妊娠风险分级管理和高危孕产妇专案管理，实现孕产妇风险管理防线前移。全国产前检查率稳步提高，由 1996 年的 83.7% 上升到 2018 年的 96.6%，农村从 80.6% 上升到 95.8%（图 7-8）。

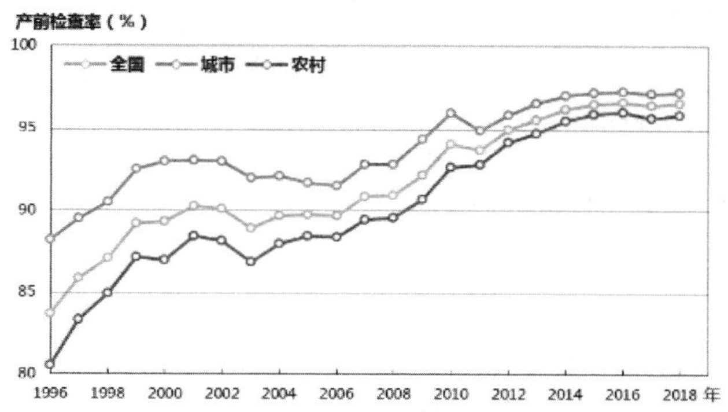

图 7-8　1996—2018 年产前检查率变化趋势

数据来源：全国妇幼卫生年报系统

全力预防艾滋病、梅毒、乙肝母婴传播。为全国孕产妇免费提供艾滋病、梅毒、乙肝筛查，为所有发现感染的孕产妇及所生儿童提供预防母婴传播综合干预服务。近年来，孕产妇艾滋病、梅毒和乙肝的检测率稳定在 99% 以上，艾滋病母婴传播率从干预前的 34.8% 下降到 2018 年的 4.5%（图 7-9），先天梅毒报告病例数下降幅度超过 70%，乙肝感染孕产妇所生儿童的乙肝免疫球蛋白注射率达到 99.7%，有效避免和减少了儿童新发感染。

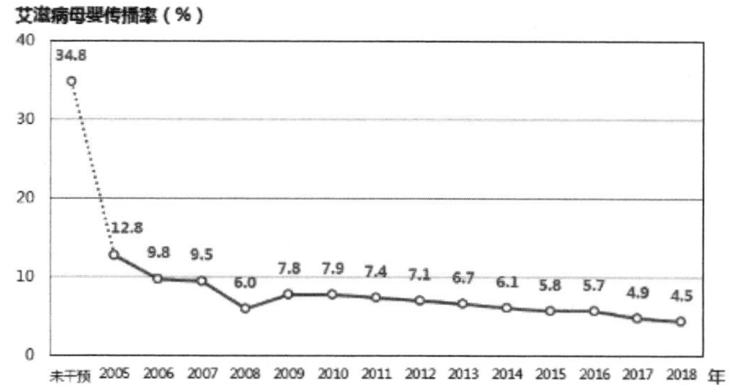

图 7-9　2005—2018 年艾滋病母婴传播率变化趋势

数据来源：预防艾滋病、梅毒和乙肝母婴传播管理信息系统

（2）全面推广普及住院分娩

持续提高住院分娩率。2009 年全面实施农村孕产妇住院分娩补助项目，对农村孕产妇住院分娩进行定额补助。全国住院分娩率大幅提升，从 1996 年的 60.7% 上升至近 6 年来的 99%。特别是农村住院分娩率由 1996 年的 51.7% 升高到 2018 年的 99.8%，城乡间差距明显缩小，为降低孕产妇死亡率作出了重要贡献（图 7-10）。西部地区住院分娩率从 1996 年的 44.8% 上升到 2018 年的 99.7%，地区差距基本消除（图 7-11）。

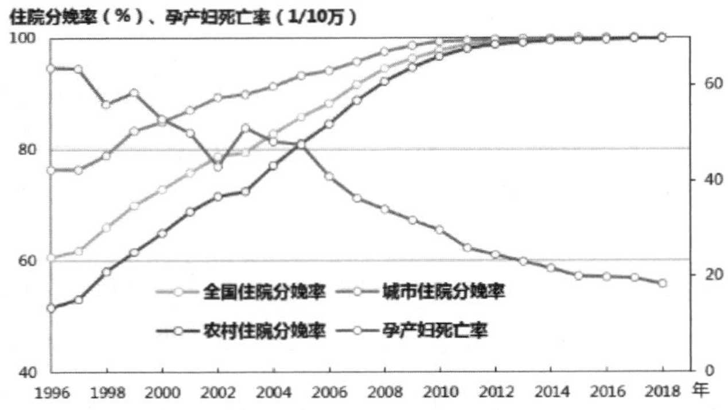

图 7-10　1996—2018 年全国城乡住院分娩率与孕产妇死亡率变化趋势

数据来源：全国妇幼卫生年报系统、全国妇幼卫生监测系统

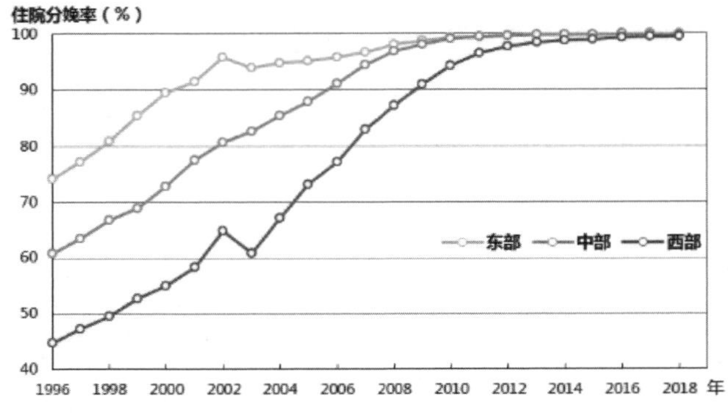

图 7-11　1996—2018 年不同地区住院分娩率变化趋势

数据来源：全国妇幼卫生年报系统

产科服务能力不断提高，产妇分娩体验持续改善。2018 年全国共有助产机构 2.6 万家，助产士 18 万人，产科医师近 21 万人。大力促进自然分娩，鼓

励助产机构开展导乐分娩、分娩陪伴等服务，积极推广分娩镇痛服务。2018年全国剖宫产率为 36.7%。

（3）推进产后保健服务

加强产后访视。国家免费向所有产妇提供产后 1 周访视和产后 42 天检查服务，开展产妇产后保健指导和健康检查，进行母乳喂养和产后避孕指导，产后访视率从 1996 年的 80.1% 上升到 2018 年的 93.8%（图 7-12）。

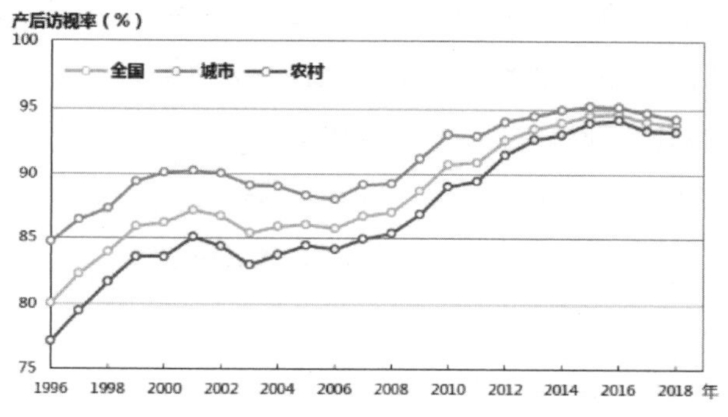

图 7-12　1996—2018 年产后访视率变化趋势

数据来源：全国妇幼卫生年报系统

加强孕产妇系统管理。逐步建立起了系统规范的孕产妇管理制度和服务模式，有效保障了孕产妇和新生儿健康。孕产妇系统管理率持续提高，从 1996 年的 65.5% 上升到 2018 年的 89.9%（图 7-13）。

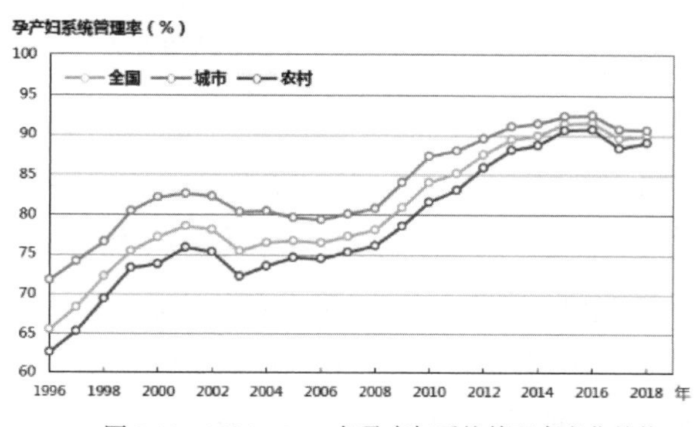

图 7-13　1996—2018 年孕产妇系统管理率变化趋势

数据来源：全国妇幼卫生年报系统

2. 儿童保健

（1）提高儿童健康管理水平

加强危重新生儿救治。强化院内产儿科医生产前、产时及产后密切合作，要求每个分娩现场有 1 名经过新生儿复苏培训的专业人员在场。对早产儿进行专案管理，推动开展早产儿袋鼠式护理工作，改善早产儿生存质量，推广新生儿早期基本保健、新生儿复苏等适宜技术，提高新生儿保健工作水平。2003—2014 年，全国婴儿出生窒息死亡率、新生儿因出生窒息 24 小时内死亡率和因出生窒息 7 天内死亡率下降幅度分别达到 75.1%、81.3% 和 76.9%。

加强新生儿访视。指导家长做好新生儿喂养、护理和疾病预防，早期发现异常和疾病，及时处理和就诊，新生儿访视率稳步提高，从 1996 年的 81.4% 提高到 2018 年的 93.7%，城乡差距不断缩小（图 7-14）。

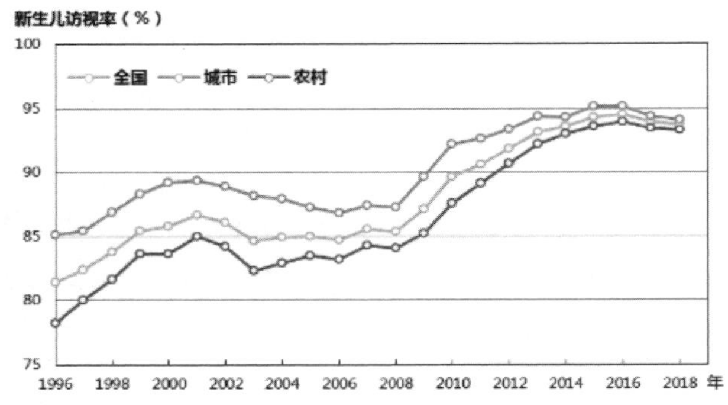

图 7-14　1996—2018 年城乡新生儿访视率变化趋势

数据来源：全国妇幼卫生年报系统

加强 7 岁以下儿童系统管理。结合不同发育阶段特点，为 1 岁以内儿童提供 4 次免费健康检查，为 2 岁和 3 岁儿童每年提供 2 次免费健康检查，为 4~6 岁儿童每年提供 1 次免费健康检查，重点进行体格检查、生长和心理发育评估、听力和视力筛查，为家长进行母乳喂养、辅食添加、意外伤害预防、心理行为发育、口腔保健、常见病防治等健康指导。全国 3 岁以下儿童系统管理率（图 7-15）和 7 岁以下儿童健康管理率（图 7-16）稳步增高，分别由 1996 年的 61.4%、62.7% 增加至 2018 年的 91.2%、92.7%，城乡差别不断缩小（图 7-15、图 7-16）。

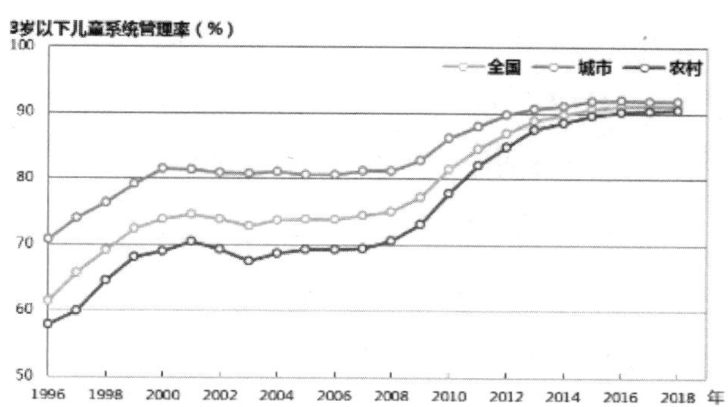

图 7-15　1996—2018 年城乡 3 岁以下儿童系统管理率变化趋势

数据来源：全国妇幼卫生年报系统

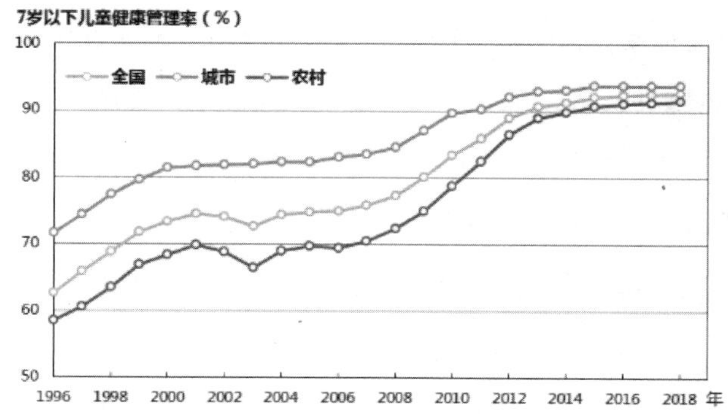

图 7-16　1996—2018 年城乡 7 岁以下儿童健康管理率变化趋势

数据来源：全国妇幼卫生年报系统

（2）加强儿童疾病防治

规范开展免疫接种服务。在全国范围实施儿童免疫规划，不断扩大国家免疫规划疫苗种类，从最初预防 6 种疾病扩大到预防 15 种疾病。由基层医疗卫生机构免费向辖区儿童提供预防接种服务，2018 年以乡镇为单位国家免疫规划疫苗接种率维持在 95% 以上。儿童重点传染病得到有效控制，逐步消灭了天花，实现了无脊髓灰质炎目标，2006 年后连续 13 年无白喉病例报告。5

岁以下儿童乙肝病毒表面抗原携带率从1992年的9.7%下降至2014年的0.3%，降幅达96.7%；2018年麻疹发病率降到0.28/10万以下，发病数不到4 000例；2018年全国流脑发病数仅104例，降至历史最低水平。

（3）改善儿童营养

实施婴幼儿喂养策略。加强婴幼儿科学喂养指导，强化医疗保健人员和儿童养护人婴幼儿科学喂养的知识和技能。创新爱婴医院管理，促进医疗机构开展母婴同室和科学母乳喂养指导，全国共有爱婴医院7 036家。国家10部门加快推进公共场所和用人单位母婴设施建设，2018年底在应配置母婴设施的公共场所中，配置率达到80%以上。加强母乳喂养宣传，在全社会提倡、促进和支持母乳喂养。

改善贫困地区儿童营养状况。2012年启动实施贫困地区儿童营养改善项目，为国家集中连片特殊困难地区6~24月龄婴幼儿每天免费提供1包辅食营养补充品，加强对家长科学喂养的指导和健康教育。截至2018年底，已覆盖715个国家级贫困县，累计722万儿童受益。监测地区2017年6~24月龄婴幼儿平均贫血率和生长迟缓率与2012年相比分别下降了46.5%和36.6%，有效改善了贫困地区儿童营养状况。

加强儿童肥胖监测和预防。开展儿童生长发育监测和评价，强化个性化营养指导，引导儿童科学均衡饮食，加强体育锻炼，预防和减少儿童肥胖发生。实施儿童营养综合干预项目，研究开发儿童肥胖预防和干预适宜技术。

完善儿童食品安全标准。中国政府对儿童食品安全高度重视。制订发布了《婴儿配方食品》《较大婴儿和幼儿配方食品》《特殊医学用途婴儿配方食品通则》《婴幼儿谷类辅助食品》《婴幼儿罐装辅助食品》《辅食营养补充品》等国家标准。在《食品安全国家标准 营养强化剂使用标准》《食品安全国家标准 预包装食品营养标签通则》等基础性标准中，充分考虑儿童等特殊人群生长发育、食品安全与营养特点，全力保障婴幼儿食品安全。

（4）促进儿童早期发展

科学推进儿童早期发展工作，规范儿童早期发展示范基地建设，在全国建立 50 家国家儿童早期发展示范基地。组织开发相关教材和科普读本，加强师资队伍培养，健全工作规范和标准，引进国际儿童发育监测服务包，研发中国儿童发育筛查量表。积极推动儿童早期发展均等化，促进儿童早期发展服务进农村、进社区、进家庭，促进儿童体格、心理、认知、情感和社会适应能力的全面发展。

3. 生殖保健

大力推动避孕节育服务均等化。将避孕药具发放和基本避孕节育手术纳入国家基本公共卫生服务项目，向所有育龄群众免费提供。2017 年各级政府共投入 4.6 亿元，免费提供避孕药具 2.3 亿人次。加大生殖健康知识宣传和健康教育力度，广泛开展咨询指导，鼓励避孕药具进社区，设置自动发放机，提高避孕节育服务可及性。

推进计划生育技术服务转型。广泛提供基本避孕节育服务和生育相关服务，2017 年全国共开展相关咨询、指导、随访服务 7 000 多万人次，提供计划生育技术服务 1 904 万人次。

第二节　中国母婴健康促进事业发展的经验

一、中国母婴健康促进事业的特色

第一，政府主导。由于是政府主导，我国妇幼保健事业被纳入了不以营利为目的的国家公共卫生事业服务项目，各级妇幼保健机构都是公益性事业单位，并且形成了一个完备的体系，包括政策体系、制度体系、投入体系以及服务体系，具有鲜明的中国特色，这在国际社会中是领先的。

第二，具有中国特色的妇幼健康服务体系。我国的妇幼健康服务体系是以妇幼保健机构为核心，以基层医疗机构为网底，以大专院校和科研院所为技术支撑，为社会提供妇幼保健的服务网络，涵盖三级预防，提供三大保障，实行层级管理，充分适应中国国情，充分体现中国特色。

第三，以项目形式推动重点领域工作开展。其中包括“降消”项目、农村地区两癌检查项目、西部农村儿童营养改善项目等众多针对妇幼健康重点难点问题开展的公共卫生项目以及丰富的国际合作项目，并且不断引进国外先进技术与管理理念，共同推动我国妇幼保健事业的健康可持续发展。

第四，我国妇幼保健事业拥有强大的信息系统支撑，建立了以全国妇幼信息年报系统、三网监测、妇幼保健机构资源与运营状况年报系统为人口与发展主线的信息系统，为国家妇幼卫生政策的制定、实施提供了依据。

二、中国母婴健康促进采取的措施

（一）不断健全妇幼健康法制体系和政策体系

一是加强妇幼健康法制建设。《中华人民共和国宪法》第四十九条规定“婚姻、家庭、母亲和儿童受国家的保护”。陆续颁布实施《中华人民共和国母婴保健法》《中华人民共和国人口与计划生育法》《中华人民共和国妇女权益保障法》《中华人民共和国未成年人保护法》，将保障妇女儿童健康权益上升为国家意志。国务院制定《中华人民共和国母婴保健法实施办法》《计划生育技术服务管理条例》《女职工劳动保护特别规定》等法规，细化政策措施，推进各级政府部门和全社会支持、保障妇幼健康。

二是持续完善妇幼健康政策体系。将妇女和儿童健康纳入党和国家重要政策和规划，在《中国妇女发展纲要（2021—2030 年）》《中国儿童发展纲要（2021—2030 年）》《中华人民共和国国民经济和社会发展第十三个五年规划纲要》《“健康中国 2030”规划纲要》《中共中央国务院关于打赢脱贫攻坚战的决定》《中华人民共和国国民经济和社会发展第十四个五年规划和 2035 年远景目标纲要》等重要文件中，提出明确的目标要求和政策措施，将妇幼健康核心指标和重点政策措施纳入各级政府目标考核，推动各项工作落实。制定和完善妇幼健康相关规范和标准，加强全行业管理，逐步形成系统完备的妇幼健康政策体系。

（二）持续加强中国特色妇幼健康服务网络建设

不断加强城乡妇幼健康服务网络建设，逐步形成以妇幼保健机构为核心，以基层医疗卫生机构为基础，以大中型综合医院专科医院和相关科研教学机构为支撑的保健与临床相结合，具有中国特色的妇幼健康服务网络。至 2018 年全国共有妇幼保健机构 3 080 家，妇产医院 807 家，儿童医院 129 家，从业人员近 64 万人，年门诊量 4.0 亿人次，年住院 1 379 万人次，床位 33.8 万张，各类医疗机构中妇产科和儿科床位数持续增加。在妇产科疾病、儿童健康领域布局建设 5 家国家临床医学研究中心、15 家委级重点实验室。党的十八大以来，中国着力推进供给侧结构性改革，妇幼健康服务体系迎来了跨越式发展。

一是推进技术服务资源优化整合。加强妇幼保健和计划生育技术服务资源整合，构建形成资源共享、优势互补、运转高效、群众满意的妇幼健康服务体系。

二是加强妇幼保健机构标准化建设与规范化管理。按照保健与临床相结合原则、全生命周期和三级预防的理念，以一级和二级预防为重点，优化服务流程，整合服务内容，鼓励各级妇幼保健机构体现以人群健康为中心，设立孕产保健部、儿童保健部、妇女保健部和计划生育技术服务部，为妇女儿童提供生命全周期、健康全过程的服务和管理。开展妇幼保健院评审，加强学科体系建设和人员队伍建设，丰富服务内涵，激活机构活力，提高服务效能。

三是加大妇幼保健机构建设投入。2016—2018 年，中国政府投资 84.8 亿元支持全国 561 个妇幼保健机构建设，各级政府加强资金配套，妇幼保健机构基础设施建设得到明显改善。

四是积极推进妇幼健康优质资源下沉。通过组建妇幼健康服务联合体、远程医疗、对口支援等方式，促进优质妇幼健康服务资源下沉，提高基层医疗卫生机构服务能力。鼓励各级医疗机构间纵向联合，形成分工协作、上下联动的工作机制，提高优质医疗资源可及性。

五是推进“互联网 + 妇幼健康”服务。积极应用互联网技术和大数据平台，提升信息采集、分析和应用能力。完善自助服务设备和便民服务设施，广泛提供在线预约诊疗、候诊提醒、缴费支付、诊疗报告查询等便捷服务，全面开展预约诊疗服务，推广预约住院分娩，引导群众有序就诊，切实改善群众就诊体验。

（三）加大妇幼健康投入保障力度

统筹考虑国家经济社会发展状况与妇女儿童健康需求，坚持预防为主、防治结合方针，坚持妇幼健康公益性原则，逐步加大妇幼健康事业投入和保障力度，建立起较为完善的投入保障政策和机制。

一是建立基本公共卫生服务制度。2009 年起实施国家基本公共卫生服务项目，人均补助经费逐步提高，由最初的人均 15 元提高到 2018 年的人均 55 元，免费向全体居民提供包括建立健康档案、健康教育、预防接种、孕产妇健康管理和 0~6 岁儿童健康管理等在内的 14 类 55 项基本公共卫生服务。2018 年中央财政投入 415.5 亿元，地方各级财政足额安排补助资金，有效地保障了项目落地，是中国政府保障人民健康的重要制度安排。

二是建立解决妇女儿童重大健康问题的政策支持制度。针对不同发展阶段影响妇女儿童健康的主要问题，设立妇幼重大公共卫生项目，加大人力、物力和财力保障，持续加大干预力度，推动相关问题解决。2000 年以来，相继设立实施了降低孕产妇死亡率和消除新生儿破伤风项目，农村孕产妇住院分娩补助项目，预防艾滋病、梅毒和乙肝母婴传播项目，农村妇女“两癌”筛查项目，增补叶酸预防神经管缺陷项目，免费孕前优生健康检查项目，贫困地区儿童营养改善项目，新生儿疾病筛查项目，地中海贫血防控项目等重大项目，对于降低孕产妇死亡率，防治妇女儿童重大疾病，提高出生人口素质发挥了重要作用。

三是建立了覆盖全民的医疗保障制度。基本建立了覆盖全民的医疗保险制度，形成居民看病就医保障的“安全网”。中国基本医保参保率稳定在 98% 以上，基本医保参保人数超过 13.5 亿。各级政府逐年提高对城乡居民基本医保补助标准，居民支付比例逐年下降。

四是为妇幼健康事业发展提供科技支撑。组织实施“重大新药创制”“艾滋病和病毒性肝炎等重大传染病防治”科技重大专项，中央财政投入约20亿元，加强对儿童用药品种及关键技术、阻断艾滋病母婴传播技术、儿童重大传染病防治方案等研发。2016年启动实施“生殖健康及重大出生缺陷防控研究”重点专项，聚焦我国生殖健康领域突出问题，对生殖健康相关疾病、出生缺陷防治和辅助生殖技术进行重点支持，目前共启动50个项目，中央财政支持约11亿元。

（四）推行母婴安全五项制度

党的十八大以来，为保障生育政策落实，卫生健康部门及时总结前期工作经验和地方做法，在全国推行母婴安全五项制度，即妊娠风险筛查与评估、高危孕产妇专案管理、危急重症救治、孕产妇死亡个案报告和约谈通报制度。

一是从源头严防风险，全面开展妊娠风险筛查与评估。由首诊医疗机构对首次就诊建档的孕产妇进行妊娠风险筛查，开展助产技术服务的二级以上医疗机构对妊娠风险筛查为阳性的孕产妇进行妊娠风险评估分级，按照风险严重程度分别以“绿（低风险）、黄（一般风险）、橙（较高风险）、红（高风险）、紫（传染病）”5种颜色进行分级标识，加强分类管理。

二是紧盯重点人群，严格进行高危专案管理。对妊娠风险分级为“黄色”“橙色”“红色”和“紫色”的孕产妇，转介到二级以上医疗机构接受孕产期保健服务和住院分娩。将妊娠风险分级为“橙色”“红色”和“紫色”的孕产妇作为重点人群纳入高危孕产妇专案管理。对妊娠风险分级为“橙色”和“红色”的孕产妇，及时向辖区妇幼保健机构报送信息，并与上级危重孕产妇救治中心共同研究制订个性化管理方案、诊疗方案和应急预案。

三是严守安全底线，着力加强危急重症救治。建立保障母婴安全协调工作机制，组建区域危重孕产妇和新生儿急救专家组，强化转运、救治、用血等重点环节保障，畅通危急重症转诊救治绿色通道。

四是严密监控分析，实时报告孕产妇死亡个案。动态掌握产妇分娩、高危孕产妇、孕产妇死亡以及服务资源利用情况。建立孕产妇死亡个案直报机制，医疗机构发生孕产妇死亡后 2 日内报告辖区县级妇幼保健机构，并逐级上报。加强孕产妇死亡病例评审，深入分析原因，落实改进措施。

五是层层压实责任，分级落实约谈通报机制。对孕产妇死亡率呈现升高态势的地区，及时派出专家组给予针对性指导。对任务措施不落实、工作严重滑坡的地区进行约谈和通报。

（五）建立完善妇幼健康信息统计制度

改革开放前，妇幼健康信息统计主要通过局部调查和抽样调查等方式获得，不能全面反映妇幼健康状况。改革开放后，逐步健全妇幼健康信息统计制度，20 世纪 80 年代初开始建立全国妇幼卫生年报制度，由县级妇幼保健机构负责报告，重点反映妇幼健康服务基本情况，覆盖全国所有省（区、市）。党的十八大以来，国家积极推进妇幼健康信息化建设，加强妇幼健康信息整合，优化信息采集和服务流程，减轻基层医务人员工作负担。持续推进信息互联共享，以出生医学证明信息为例，2015 年全面推进出生医学证明管理信息系统建设，2017 年实现了所有省（区、市）与国家级平台联通，2018 年开始接入国家政务信息平台，实现了与公安、税务等部门信息共享，进一步方便了群众办事，有效保障了儿童权益。

（六）助力健康脱贫攻坚

《中共中央国务院关于打赢脱贫攻坚战的决定》提出实施健康扶贫工程。卫生健康部门进一步细化措施，制定实施健康扶贫工程指导意见和健康扶贫三年攻坚行动计划，将妇幼健康作为重要内容。

一是推进妇幼重大公共卫生服务项目，优先保障贫困地区妇女儿童。不断加强经费投入和人才培训，实现了新生儿疾病筛查项目、农村妇女“两癌”筛查项目覆盖所有贫困地区。加强贫困地区出生缺陷防治，启动实施遗传代谢病救助项目和先天性结构畸形救助项目，截至 2018 年底累计救助出生缺陷患儿 1.3 万名，拨付救助金超过 1.5 亿元。

二是加强对患病贫困妇女儿童的救治保障。通过确定定点医院、诊疗方案和单病种收费标准，加强对农村贫困家庭患有儿童白血病、先天性心脏病等大病进行集中救治，并逐步扩大救治病种范围。对患有慢性疾病的农村贫困人口实行家庭医生签约服务，加强健康管理和指导。对患有重病的农村贫困人口提高医疗保障水平，实行倾斜性保障政策，提高报销比例，“一站式”结算，切实减轻医疗费用负担，有效防止因病致贫返贫。

三是加大贫困地区妇幼健康服务有效供给。加强贫困地区县级医院基础设施建设，采取“组团式”支援方式，向县医院派驻院长或副院长、护理部主任及学科带头人，提升内外妇儿、急诊等常见病、多发病以及部分急危重症的诊疗能力。加强县域医共体建设，按照“县乡一体、乡村一体”的思路，提升乡镇卫生院和村卫生室服务能力。加强乡村医疗卫生机构标准化建设，基本实现每个行政村设置 1 所村卫生室，优先保障乡镇卫生院、村卫生室基本医疗设备，进一步筑牢妇幼健康服务网底。

四是加强贫困地区妇幼健康教育。开展健康教育进乡村、进家庭、进学校行动，在贫困地区建设健康教育阵地，培养基层健康教育骨干，不断提高贫困地区妇女儿童健康素养，阻断贫困代际传递。

（七）落实中西医并重工作方针

中医药是中华民族的瑰宝。中医药在妇幼健康领域具有独特优势，在女性孕前、孕期、产后的养生保健以及儿童保健方面，具有深厚的理论基础和广泛的实践应用。

一是加强妇幼保健机构中医药科室设置。推进省级和地市级机构设置中医妇科和中医儿科，鼓励有条件的县级机构设置中医妇科和中医儿科。提高机构中医药防治妇女儿童疾病能力，加强妇女儿童重大疑难疾病中西医临床协作，提高妇科儿科疑难病、急危重症诊疗水平。

二是推进中医药工作示范单位创建活动。鼓励各级妇幼保健机构广泛提供中药饮片、中成药、针灸、推拿等中医药服务。发挥中医“治未病”优势，积极开展中医预防保健、养生康复等服务。深入推进妇幼保健机构中医药工作示范单位创建活动，通过典型示范，带动各级妇幼保健机构开展中医药服务。

三是大力推广中医药适宜技术。针对妇女儿童常见病、多发病和不同年龄阶段保健需求，组织专家筛选常用、方便的中医药适宜技术，开展人员培训，提高妇幼保健机构中医药服务能力。

第八章　中国母婴健康促进成功经验对“一带一路”国家的适用性分析

目前，中国开展国际卫生合作的主要方式分为两种，即注重基础设施建设的“硬平台”和注重提高卫生治理能力和卫生人员能力的“软建设”。但是，无论是哪种形式的卫生合作，其开展前提都是双方具有较高的可接受能力，这就意味着可接受性是提高卫生合作可能性与稳定性的关键要素。可接受性的高低取决于卫生背景的相似性。拥有相同卫生发展经历或卫生背景的两国，成功经验的可借鉴性与卫生资源的可迁移性较强，那么开展卫生合作的成功率才会越高，稳定性也就更强。因此，开展中国母婴健康成功经验对“一带一路”国家的适用性分析尤为必要。

本研究基于文献研究和专家访谈，考虑了战略位置、地区辐射能力、双边政治关系、国家综合实力、国内环境、国际环境等因素，最终选定了四个具有重要性和代表性的国家进行中国母婴健康促进经验的适用性分析，分别是越南、哈萨克斯坦、沙特阿拉伯和巴布亚新几内亚。分析方法主要是 PEST 分析。

合作需求与合作基础是确保中国与“一带一路”国家卫生合作行稳致远的关键要素。合作需求主要是通过对该国的母婴健康状况进行判断，基于“卫生健康状况越差，合作需求越大”的假设；同时，由于该假设具有一定的片面性，在具体分析合作的可能性时，又考虑了双方的合作基础加以修正。那么，既有合作需求，又具有良好合作基础的，则是应当优先考虑的合作领域与方式。在具体的分析中，首先基于前文对“一带一路”国家母婴健康问题及影响因素的分析，初步得出中国与“一带一路”国家合作需求，然后根据双方合作基础，确定未来可能的合作领域、方式及优先顺序。

第一节　中国母婴健康促进经验对其他国家适用性分析框架

一、宏观环境分析模型——PEST 模型

PEST 模型是由美国学者约翰逊（Johnson）与斯科尔斯（Scholes）在 1999 年提出的，是一种针对组织或行业的宏观环境分析模型。这里的 P 是政治因素（Political），如关于企业经营的政治力量或者相关的法律、法规等；E 是经济因素（Economic），如国家的经济政策、产业结构、经济布局等；S 是社会因素（Social），如国家的民族文化、宗教、民俗风情等；T 是技术因素（Technological），如关于生产经营的新技术等[1]（图 8-1）。按照制度理论的观点，任何一个企业、行业都受所处的外部环境因素的影响，因此通过对四因素进行分析，可以全面系统地分析一个企业、一个行业所处的环境状况，从而在总体上把握宏观环境并评价这些因素对组织目标和战略制定的影响[2]。

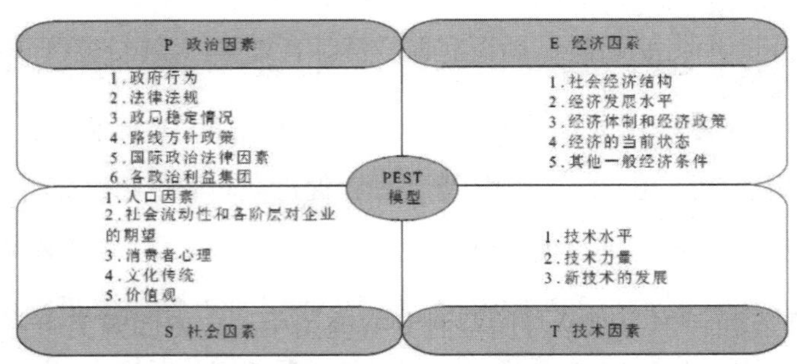

图 8-1　PEST 模型一般环境因素分析图

引自：江玲，温馨，夏志俊，等．我国创新医疗器械发展宏观环境分析——基于 PEST 模型．中国卫生事业管理，2016,33(7):492–494.

1　白忠良，杨静，梅光亮，等．我国健康老龄化事业的 PEST 分析，中国卫生事业管理 2018 年第 3 期，第 161—162，181 页。

2　王希晨，周令，吕欣桐，等．基于 PEST 模型的民办养老机构发展环境分析，中国卫生事业管理 2018 年第 2 期，第 152—156 页。

二、运用 PEST 模型分析中国母婴健康促进经验对其他国家适用性的可行性

宏观环境指的是一个国家的经济、社会及其社会发展变化的状况，任何事业的发展都会受一定的宏观环境约束，基于中国经验传播的“一带一路”国家母婴健康促进合作也不例外。国家的战略地位、地区辐射能力、双边政治关系、国家综合实力、国内环境、国际环境、卫生基础等因素都是宏观环境的一部分，对“一带一路”国家母婴健康促进合作有很大影响。PEST 模型是对宏观环境进行分析时最为常用的方法，并可以将宏观环境各部分归纳到政治、经济、社会、技术四个方面。由于目前关于中国经验对其他国家适用性的研究较少，还未形成公认合适的研究方法，而根据前期文献研究的结果，“一国经验对其他国家是否适用”与该国的宏观环境有十分密切的关系，因此本研究在保留 PEST 分析方法其前三项因素的基础上创造性地对第四项因素进行了改造，即将“科学技术因素”改为“卫生基础因素”，确立了四个类别的指标，然后进一步确定了一级和二级因素指标，最终形成一个包含 16 个一级指标、26 个二级指标的“中国母婴健康促进经验对其他国家适用性分析框架”，为下文典型国家的适用性分析奠定基础。

三、中国母婴健康促进经验对其他国家适用性分析的框架

（一）政治环境

1. 政治制度

政治制度的二级因素包括政治体制和政党制度。一方面，各国的社会性质不同，不同的政治体制对卫生合作等组织活动有着不同的要求。即使是在政治体制不变的同一国家，在不同时期，由于执政党不同，其政府的方针、政策倾向对组织活动的影响也是不断改变的。另一方面，与政治背景相似或政治制度开放的国家开展卫生合作，成功率和稳定性都会有明显提升。政治制度是政治环境的根本，也是展开适应性分析中必不可少的一环。

2. 政治环境

政治环境的二级因素是政局稳定情况。包括国家政治制度和国家主权的相对稳定、国家政治生活的稳定、国家政策法制的相对稳定、社会秩序的稳定。各国政治环境与开展卫生合作的可能性直接相关，很大程度上影响了中国母婴健康经验的适用性。

3. 法律政策

法律政策的二级因素包括相关立法和相关政策，主要是指该国相关的法律法规提案、发布的有关母婴健康与卫生合作的相关政策和该国出台妇幼规划情况。政府的政策支持直接或间接影响了两国卫生合作的开展，妇幼规划代表了国家在未来妇幼领域发展的方向，进行中国母婴健康促进成功经验适用性分析必须仔细研究对应政府关于国际卫生合作的法律法规、政策和妇幼规划，并预计其发展变化趋势，以及时针对变化作出应对。

4. “一带一路”合作

“一带一路”合作的二级因素是“一带一路”合作进展情况，主要包括该国与我国开展关于“一带一路”合作的经验、合作形式以及合作特点。具有合作经验的国家为两国以后的卫生合作建立了基础，可以减少政治差异给卫生合作带来的阻力，提高中国开展卫生合作的能力与水平。

5. 国际关系

国际关系的二级因素包括双边关系和多边关系，主要是指该国与我国的外交关系情况和与我国在国际组织或平台的参与合作情况。排除其他因素，外交关系好的国家，与我国开展卫生合作的成功率和稳定性更好，受到的阻力也会更小。“一带一路”国家都与我国有着外交关系，有一定的政治、经济、文化交流基础。

（二）经济环境

1. 经济发展水平

经济发展水平的二级因素包括经济基础与经济增速，主要是指该国经济的发展规模、达到的水平和增长趋势。相关母婴健康促进工作需要该国有一定经济基础，经济环境决定和影响了卫生合作战略的制定，我国在开展卫生合作的决策过程中需要关注、预测和评估本国以外其他国家的经济状况。

2. 对外贸易

对外贸易的二级因素包括贸易基础和投资环境，包括中国与该国开展贸易的情况、贸易通道，该国影响投资经营者进行投资管理的一切外部因素以及该国是否对我国母婴健康产品、产业有需求。相关母婴健康促进工作需要该国有一定经济基础，良好的贸易基础和规范的投资环境会减少两国政策对接与经验交流的阻力，对中国母婴健康经验的适用性产生积极影响。

3. 合作机制 / 基础

合作机制 / 基础的二级因素包括已有合作机制、基础，分析要点在于该国与我国在各经济领域存在合作以及合作机制情况。已有合作机制是进一步开展卫生等合作的重要保障和基础。

4. 基础设施

基础设施的二级因素是基建配套，分析要点在于该国母婴健康相关的基础设施配套完善程度。良好的基础设施能促进该国母婴健康领域的发展，扩大市场需求，刺激居民消费意愿。完善发展基础设施，也能提高两国间卫生合作的质量。

（三）社会文化环境

1. 人口因素

人口因素是指人口情况，包括该国人口总数和人口增长率、人口出生率、人口死亡率、人口性别比例等指标情况。人口因素对基于中国经验传播的母婴健康促进合作战略的制定有重要影响，例如人口总数直接影响着卫生服务总规模，人口的年龄和地理分布直接影响卫生合作的侧重点，人口性别比例在一定程度上决定了社会的母婴健康需求结构，进而影响母婴健康的发展方向。

2. 语言环境

语言环境的二级因素是当地语言，主要是指该国支持的语种。两国有共同支持的语种对开展卫生合作中的沟通交流很重要。

3. 社会文化

社会文化的二级因素包括民族文化和宗教，主要是指该国的民族文化和宗教种类及其政治地位。不同国家和地区发展历史千差万别，也就造成了不同的文化背景和宗教信仰，这种文化上的差异也给两国间的卫生合作带来了挑战。文化背景会影响居民的需求层次，宗教信仰和风俗习惯会禁止或抵制某些活动的进行，如果在开展卫生合作时，忽略了某些文化和宗教上的差异，可能会做出一些错误的决策。因此我们制定在母婴健康促进合作战略时必须予以重视，尊重其他国家的传统文化和宗教信仰。

4. 价值观

价值观的二级因素包括性别观念和健康理念，分析要点是该国的性别平等情况和民众的卫生保健意识、态度。不同的国家和地区人们的价值观有所不同，而不同的价值观会导致人们对母婴健康等卫生领域产生不同的看法，这种不同的看法也会影响他们采取不同的行为，从而对两国开展卫生合作产生影响。例如性别歧视的国家对母婴健康的关注较少，男性参与度低，母婴健康社会动员有一定阻碍。

（四）卫生基础

1. 健康与卫生服务水平

健康与卫生服务水平的二级因素包括母婴健康水平和母婴健康服务体系，主要是指该国基本健康指标情况和卫生系统完整性。健康指标反映居民健康状况，通过基本健康指标与世界平均水平对照来明确该国卫生水平，可以在制定母婴健康促进策略时参考。完整的卫生体系可以为进一步开展母婴健康促进合作创造良好条件。

2. 卫生资源

卫生资源的二级因素包括卫生人力资源和卫生物力资源。卫生人力、物力资源作为卫生资源的重要因素反映了一个国家或地区卫生服务的水平，是卫生系统最重要的组成部分和卫生系统维持与强化自身功能的关键。

3. 医疗保障

医疗保障包括医疗保障体系类型、政府筹资的主要来源、公民个人卫生支出在卫生总费用中占比。医疗保障是指公民在疾病时，依法从国家和社会获得物质帮助的权利和保障。与我国相似且完整的医疗保障体系可以为进一步开展母婴健康促进合作创造良好条件。

4. 卫生支出

卫生支出的二级因素包括人均卫生支出和政府卫生支出，主要是指该国人均卫生 / 医疗支出情况和该国政府卫生支出情况。从国家财政对卫生支出情况能看出该国对医疗卫生事业的重视程度，通过分析人均卫生支出与政府卫生支出可以了解医疗支出的现状和存在的问题。

中国母婴健康促进经验对其他国家的适用性分析框架见表 8-1。

表 8-1　中国母婴健康促进经验对其他国家的适用性分析框架

类别	一级因素	二级因素	含义
政治环境	政治制度	政治体制	该国政府的组织结构和管理体制
		政党制度	该国的政党力量、政党的政治主张、执政党的施政纲领等
	政治环境	政局稳定情况	该国政治局势与政治稳定程度
	法律政策	相关立法	该国发布的有关母婴健康促进的法律规范
		相关政策	该国政府发布的有关母婴健康促进的政策，包括国家妇幼健康规划
	“一带一路”合作	“一带一路”合作进展情况	该国政府与我国开展关于“一带一路”倡议的合作情况，例如合作的形式、特点
	国际关系	双边关系	该国政府与我国的外交关系情况
		多边关系	该国与我国在国际组织或平台的参与合作情况，如 OECD、金砖国家、G20、东盟等

续表

类别	一级因素	二级因素	含义
经济环境	经济发展水平	经济基础	该国经济的发展规模和达到的水平、该国的经济体制、人均 GDP（与我国人均 GDP 对比情况）
		经济增速	该国经济增长趋势、增长变化情况
	对外贸易	贸易基础	中国与该国开展贸易的情况、贸易通道，如中欧班列、中巴走廊等
		投资环境	该国影响投资经营者进行投资的一切外部因素，如市场因素、资源因素、劳动力因素等
	合作机制 / 基础	已有合作机制 / 基础	该国与我国在各经济领域合作情况以及合作机制
社会文化环境	人口因素	人口情况	该国人口总数和人口增长率、人口出生率、人口死亡率、人口性别比例等指标情况
	语言环境	当地语言	当地支持的语种，是否存在通用语言、语言差异
	社会文化	民族文化	该国民族文化的多元化、差异性、包容性情况
		宗教	该国的宗教种类及其政治地位、主要主张、对当地民众的影响
	价值观	性别观念	该国民众的性别观念、两性平等程度
		健康理念	该国民众的卫生保健意识和对母婴健康的重视程度
卫生基础	健康与卫生服务水平	母婴健康水平	反映母婴健康状况的相关指标情况
		母婴健康服务体系	该国的卫生体系情况、卫生改革的开展情况
	卫生资源	卫生人力资源	该国卫生人力资源情况、母婴健康领域的卫生人力资源情况
		卫生物力资源	该国卫生物力资源情况、母婴健康领域的卫生物力资源情况
	医疗保障	医疗保障	医疗保障体系类型、政府筹资的主要来源、公民个人卫生支出在卫生总费用中占比
	卫生支出	人均卫生支出	该国人均卫生 / 医疗支出情况、人均卫生 / 医疗支出占人均消费总支出百分比
		政府卫生支出	该国政府卫生支出情况、政府卫生支出占总支出百分比

第二节　中国经验对越南的适用性分析

一、越南在东南亚地区的重要地位及代表性

越南位于中南半岛东部，北与中国接壤，西与老挝、柬埔寨交界，东面和南面临南海，国土面积约 329 556 平方千米。2019 年总人口约 9 620 万，有 54 个民族，京族占总人口 86%。越南是一个发展中国家，2019 年 GDP 为 2 620 亿美元，人均 GDP 为 2 800 美元，GDP 增长率 7.02%。作为中国与东盟合作的重要支点，越南承担起促进中国与东盟发展的桥梁作用，在“一带一路”建设中具有显著的地缘优势。

中国与越南具有深厚的历史文化渊源，在宗教信仰和民族构成方面也有诸多相似之处，在东南亚地区具有一定的代表性，未来可能形成较好的合作局面。此外，中国与越南在“一带一路”框架下的合作对巩固东盟成员国对“一带一路”的共识、拓展合作空间起到很好的示范作用。

二、中国母婴健康经验对越南的适用性分析

（一）政治环境

中越两国都是共产党执政的社会主义国家，长期以来中越始终保持着良好关系，两国高层从战略高度把握和指导新时期中越两国友好大方向，对接双方发展战略。中国妇幼卫生策略主要是通过政府主导的模式运行，而越南稳定的国内政治局势能够确保政策自上而下地贯彻，这也为干预策略有效实施提供了前提条件。

（二）经济环境

越南同我国一样，经历了由社会主义计划经济向市场经济的过渡和转变，但起步晚于我国。中国目前处于工业化发展的中后期，拥有许多富裕的产能需要转移，越南劳动力成本低、投资环境日渐完善、基础设施发展潜力大，能够

帮助中国进行产能转移。而越南目前正处于工业化初期，对中国充足的资金、先进的技术装备和良好的管理经验需求迫切。合作机制上，“一带一路”倡议在越南具有良好的开展基础，中越具有双边合作指导委员会、基础设施合作工作组、金融与货币合作工作组、海上共同开发磋商工作组、中越经贸合作委员会机制等，它们是中越进一步开展“一带一路”合作的重要保障。

（三）社会文化环境

越南作为与中国山水相连的邻邦，同中国一样民族众多，历史和自然条件等因素决定了各民族经济社会发展的不平衡性。主体民族与山地民族之间的巨大发展差异引起了山地民族的不满，加深了民族隔阂。此外，越南农村或偏远地区的女性在家庭中的决策能力不强，而男性在母婴保健中的参与程度不高，这可能在社会动员方面形成一定阻碍。

（四）卫生基础

越南有比较完整的卫生体系，这也为进一步开展母婴健康促进合作创造了良好条件。作为越南国家卫生工作的重点，卫生部出台了相关规划来提高妇女和儿童的卫生保健水平，通过扩大妇产医院网络、保证妇女的妊娠和产假的合法权利、不定期发放补助津贴提高婴幼儿营养水平、改善哺乳婴儿母亲的劳动条件等措施来改善社会母婴健康状况。但是越南国民的基本健康指标与世界平均水平仍然存在一定差距，需要多方合力共同促进其发展。

越南医护人员的教育和培训与发达国家几乎相同，但局限性在于大多数培训形式是短期教育，因而医务工作者的知识和技能有限。2011 年，越南卫生部公布一项 2005 年的调查，结果显示仅有 23% 的医院管理人员接受过相应的管理培训[1]，足以看出越南的卫生人员培训力度亟待提高。越南曾多次组团到访中国学习卫生体系建设的经验，而中国每年也通过举办各类培训班为越南提供专业技术及卫生管理方面的卫生人才培训。

1　孙丽娟，宫开庭．越南医疗卫生体制发展与改革概述，《中国卫生经济》2015 年第 9 期，第 93-95 页。

三、中越未来可能的合作领域和方式

从历史上看，中国与越南的交往存在天然的地缘优势，有相当长时间的经济和文化交往历史。中越两国长久以来的文化认同与文化互信既是合作的基础，更是长期合作的保障。越南稳定的政局为国际合作提供了有力的政治保障，良好的经济发展势头和较高的对外开放程度也提升了进一步发展合作的可能性。因此，中越两国的卫生合作未来在广度和深度方面都将有较大的发展。

（一）越南可借鉴中国渐进式的母婴健康发展策略

母婴健康水平相对较低的越南，可以借鉴中国渐进式的发展策略，在经济条件相对落后的条件下也要着力谋求发展和健康促进。中国也应针对越南的实际需求，借助以往的经验和基础，开展有针对性的、切合实际的合作，例如从最紧迫需要解决的健康问题入手，以项目的形式逐步帮助越南改善母婴健康。包括危急重症救治、高危产妇监测，然后逐步增加新生儿筛查、贫困孕产妇救助等，在政策法律和医保制度进一步完善的前提下不断提升健康服务水平。

（二）以能力建设为抓手加强卫生人力资源合作

能力提升是越南改善母婴健康的根本。中国也应将合作的重点放在提升越南妇幼卫生服务人员的能力建设方面，借助中国目前积累的经验和技术优势，在技术服务能力、研究能力、管理能力等方面加以引导与促进。除了通过人员派遣将技术带出国门，运用于实地外，还可通过在当地开办标准化的分类培训班或提供来华培训考察的机会，对当地的核心技术人员进行培训，再由其以点带面，将培训内容进一步传播，真正达到提升越南卫生人力资源质量的目的。

（三）借助双方的民间力量深化中越母婴健康促进合作

借助民间社会组织的力量，通过高校间的学术合作、企业的产业和技术合作等形式，以更亲民的方式与越南进行沟通和合作，避免政府层面的限制。这样的合作机制既可以丰富中越间的卫生合作层次，也可以帮助中国在越南赢得更广泛的社会和民间的认可，进一步推进其他合作，从而实质性地提升越南的母婴健康水平。

第三节 中国经验对巴布亚新几内亚的适用性分析

一、巴新在大洋洲地区的重要地位及代表性

巴新地处亚洲和太平洋地区结合部，国土面积约 46.28 万平方千米，总人口约 860 万，2020 年 GDP 为 232.8 亿美元，是太平洋地区 14 个岛国中面积最大、人口最多、经济总量最大、最具发展潜力的国家，也是国土面积仅次于澳大利亚的大洋洲第二大国，在该区域有一定的政治影响力，地位重要。2015 年人类发展指数将巴新列为“人类发展水平较低”的国家，在 188 个国家中排名第 158 位，在南太平洋岛国中具有显著的代表性。

2012 年以来，习近平主席两次出访太平洋岛国，2018 年参加在巴新首都召开的 APEC 会议并发表主旨讲话，强调“不论国际风云如何变化，中国同太平洋岛国都是互利共赢的好伙伴，欢迎太平洋岛国搭乘中国发展快车。”[1] 巴新是太平洋岛国中首个加入“一带一路”倡议的国家。

二、中国母婴健康经验对巴新的适用性分析

（一）政治环境

巴新是英联邦国家之一，采用以“国民议会”为首的一院制议会制度，政权相对稳定。自 1976 年中国和巴新正式建立外交关系以来，两国友好合作关系在相互尊重、平等相待的基础上不断向前发展。2014 年 11 月，习近平主席在斐济会见出席中国—太平洋建交岛国领导人集体会晤的巴新总理彼得·奥尼尔，双方一致同意建立相互尊重、共同发展的战略伙伴关系，为两国关系未来发展指明了方向。2016 年，中国和巴新共同庆祝建交 40 周年。同年 7 月，彼得·奥尼尔总理成功访华，两国关系进入新的发展阶段。2018 年 11 月，中国国家主席习近平对巴新进行国事访问，双方建立相互尊重、共同发展的全面战

1 新华网．习近平同建交太平洋岛国领导人举行集体会晤并发表主旨讲话，http://www.xinhuanet.com/politics/leaders/2018-11/16/c_1123726560.htm.

略伙伴关系。中巴友谊源远流长，人员往来密切，双方在经贸、投资、科教、文化、卫生、军事等领域交流合作不断深化，为两国人民带来实实在在的利益。中巴关系全面持续稳定发展以及两国人民之间的友好交往和互利合作，为中国母婴健康经验在巴新传播奠定良好基础。

（二）经济环境

巴新资源丰富，经济发展不平衡。矿产、石油和农业经济作物是巴新经济的支柱产业。近年来，巴新政府集中精力发展经济，制订了一系列发展战略规划，为巴新经济社会发展提供了相对稳定的外部政策环境，使巴新经济连续多年实现正增长，但新冠肺炎疫情使经济发展增速放缓。巴新是太平洋岛国中首个加入“一带一路”倡议的国家，希望借此大力促进经济发展，特别是继续完善农村人口教育、医疗卫生、道路交通等基础设施建设。目前，多个“一带一路”建设项目开工，巴新由此修建起港口、公路、桥梁等一系列基础设施，大大提高了巴新人民的生活水平，尤其是那些生活在偏远地区的民众，许多村庄开通了连接外部的公路。

（三）社会文化环境

2019 年巴新总人口约 860 万，总和生育率为 3.5，预计到 2050 年人口将增加一倍。医疗机构集中在城市和城市周边地区，偏远和农村地区居民无法享受到医疗卫生服务，导致城乡母婴健康状况差异显著。同时，巴新的计划生育技术服务供给不足，孕产妇和新生儿大量增加，造成孕产妇和新生儿死亡率居高不下。此外，人口增长和日益加快的城市化进程使得巴新城市居民住房拥挤，环境卫生恶化，增加了皮肤病、腹泻、肺结核和其他疾病传播的风险。而中国根据特定时期的国情推行的新法接生、计划生育等政策，对巴新改善当前母婴健康以及人口问题具有借鉴意义。

（四）卫生基础

巴新正在进行主题为“回归基本（Back to Basics）”的卫生体系改革，

即在全国范围内加强对卫生系统（药品、医疗设备、卫生人力资源和基础设施）的投资，以改善人民获得初级卫生保健的机会，特别是在农村和偏远地区。通过权力下放确保省级和区级卫生部门具备管理能力执行干预措施。但是有证据表明，巴新的卫生改革并没有完全实现可持续性。而中国在建国之初就将建立基层卫生组织作为两大工作重点之一，1978 年，国际初级卫生保健会议提出的“初级卫生保健”和“人人享有健康”等理念正是对中国“赤脚医生”模式和以社区为基础的卫生运动实践经验的有益借鉴。日益深化的医疗改革更是有力推进了中国卫生与健康事业的进步。中国可与巴新建立卫生体制和政策交流的长效合作机制，组织巴新卫生官员来华研修、培训，鼓励两国学术机构和专家开展卫生政策研究和交流活动。

三、中巴未来可能的合作领域和方式

巴新母婴健康状况改善缓慢，MMR、IMR 在大洋洲地区处于最高水平，并且卫生基础设施薄弱，卫生人力短缺，城乡分布不均，专业技能不足。鉴于中国在母婴健康促进领域积累的成功经验，可通过经验分享、人员培训、设施援建等多种形式与巴新开展母婴健康促进方面的合作。

（一）邀请巴新母婴健康促进官员和医务人员赴中国参观学习

在卫生管理人才培养方面，巴新在过去几十年里进行了一系列卫生改革，但是有证据表明巴新的卫生改革没有完全实现牵引性和可持续性[1]。中国在母婴健康促进领域普及新法接生、实行计划生育技术服务、推广住院分娩等成功经验，对正在面临人口激增、母婴健康改善缓慢的巴新来说具有借鉴意义。中国可与巴新建立政策交流的长效合作机制，组织成立由巴新卫生部门官员组成的来华研修访问团，分享中国母婴健康促进政策制定的经验。此外，国家卫生健康委员会可与商务部协调，选拔巴新政府中高级官员，为其提供赴中国高等院校深造的机会，帮助培养高端政府管理人才，提升巴新卫生系统的治理能力。

1 World Health Organization. Independent State of Papua New Guinea Health System Review, 2019.

（二）通过援巴新医疗队提升基层母婴保健服务水平

可以适当增加中国援巴新医疗队妇产科医生的比重，发挥医疗队巡回医疗的作用，就专业知识、基本操作和急救训练对当地基层卫生工作者进行培训，辅以现场教学和健康讲座，提升其母婴保健服务水平。针对巴新偏远及农村地区卫生人力资源不足的问题，可效仿中国做法：因地制宜培养开展新法接生和母婴保健的接生员，或者培训有接生实践经验、在当地有威信的传统接生婆。在促进母婴安全的同时，有助于提升受传统观念影响的居民的母婴保健意识。

（三）帮助援建或升级基层医疗卫生机构或保健中心

根据巴新基层医疗卫生机构分布情况和各地区卫生健康情况，结合国际援助情况，帮助援建或升级基层医疗卫生机构或保健中心，让尽可能多的孕产妇就近接受专业助产服务和紧急产科服务。改善房屋、水、照明设施以及配置必要的设备，如产房、产床、制氧机、高压灭菌机、麻醉机、洗衣机、干衣机、高压消毒锅等，确保基层医疗卫生机构正常运转。此外，还可在具备相应条件的基层医疗卫生机构或保健中心引入计生用品（如避孕药、皮下埋植剂、避孕套和宫内节育器等）。

（四）加强中巴母婴健康人力资源合作交流

在临床医学人才培养方面，可派出短期医疗专家组对巴新医务人员开展母婴健康培训教学活动。建议对巴新开设护理 / 助产专业的院校提供来华奖学金名额。在与医学教育机构的合作方面，中国可对巴新医学院以及其他医学教育机构的基础设施进行升级改造，并捐赠教材、教学用具和教学设备。组织国内医学院校与巴新医学教育机构建立合作机制，派遣医学院校师资赴当地开展培训和现场教学、学术交流以及科研等活动，促进当地医学教育发展。

第四节　中国经验对哈萨克斯坦的适用性分析

一、哈萨克斯坦在中亚地区的重要地位及代表性

哈萨克斯坦位于亚洲中部，国土面积约272.49万平方千米。2021年总人口约1 913.36万，约有140个民族，其中哈萨克族占68%，俄罗斯族占20%。2020年哈萨克斯坦GDP为1 698.37亿美元，人均GDP为9 055.7美元。哈萨克斯坦坐拥独联体国家中心的位置，拥有独特的地缘政治优势，是连接亚欧的重要桥梁[1]。哈萨克斯坦是中亚五国中与中国合作关系最紧密的国家，也是“一带一路”沿线产品、信息、能源和资金流动的中转站，因其地缘关系所产生的“中心效应”，可推进“一带一路”战略合作的范式向周边国家和地区进行辐射和传播[2]，因而具有显著的代表性。

二、中国母婴健康经验对哈萨克斯坦的适用性分析

（一）政治环境

哈萨克斯坦国内政局稳定，目前的执政党祖国之光党是该国第一大政党，拥有良好的政治资源、组织基础以及民众的高度支持。中哈关系历来友好，2019年9月双方宣布发展永久全面战略伙伴关系。“一带一路”战略实施后，两国的交流更加频繁，在多个领域合作密切。此外，哈萨克斯坦国家结构形式是单一制，在垂直行政结构体系和行政首长负责制下，权力集中于中央，便于政策实施执行。

（二）经济环境

2019年中国和哈萨克斯坦的人均GDP很接近，分别为10 261.7美元和9 731.1美元，根据世界银行收入水平划分的最新国别分类，均属于中等偏上收入国家。由于两国的经济发展水平相近，哈萨克斯坦当前的经济基础能够支持

1　汪宁，K・高哈尔．哈萨克斯坦．地缘政治交叉点上的博弈，《国际观察》2017第3期，第116-128页。
2　杨思远．哈萨克斯坦经济，中国经济出版社2016年版。

母婴健康促进工作的开展，而无需经济援助。此外，两国处于相似发展阶段，中国经验能更好地适用于哈萨克斯坦。

（三）社会文化环境

从对中哈合作的社会支持度角度来看，在一项针对哈萨克斯坦群众对“一带一路”倡议的认知调查中，多数群众都比较了解“一带一路”倡议，并且积极支持“一带一路”在哈萨克斯坦的开展。同样，哈萨克斯坦的主流报刊将中国报道为“迅速崛起的和平大国”，报道的态度总体上也积极客观。但是，中哈两国在文化上存在差异，开展中国经验传播要特别注意当地的一些禁忌，比如当地多数居民信奉伊斯兰教（逊尼派），所以中国的成功经验需要与当地的宗教文化进行有机结合，才能更好地融入当地社会，发挥更大的作用。

（四）卫生基础

哈萨克斯坦的卫生与社会发展部主要负责制定卫生政策和促进部门协作，完善国家和区域层面卫生政策，下设州卫生部门，负责管理辖区内的大部分医院和诊所。近年来，卫生与社会发展部在管理和筹资方面的中心地位得以恢复，且拥有完善的卫生信息系统，但也存在卫生预算计划相关特殊领域的专业技术缺乏、卫生评价体系不完善等问题。此外，哈萨克斯坦的卫生人力资源较为丰富，但整体上素质不高。这些问题会对中国经验的传播产生一定的负面影响。

三、中哈未来可能的合作领域和方式

中国向哈萨克斯坦传播母婴健康促进方面的成功经验，从政治、经济、社会角度来看基本上是可行的，虽然卫生基础还存在一定的问题，可能会阻碍中哈两国母婴健康促进的卫生合作，但如果政府间的合作顺利，将会有利于推动卫生领域的交流。

（一）哈萨克斯坦可借鉴中国在母婴健康促进政策与法律制度方面的经验

与哈萨克斯坦相似，中国以前同样存在女性卫生公平性较差、偏远农村地区卫生人力资源短缺等问题，给母婴健康促进政策的推行带来障碍。保护妇女的合法权益，保障妇女健康，是中国政府的历来政策。1995年颁布实施的《中华人民共和国母婴保健法》，标志着母婴的健康权利得到了法律的保障。之后陆续发布了“两纲”，制定了不同时期中国妇幼工作的重点目标和重点内容，从制度层面保障了女性卫生的公平性。此外，为加强城市卫生支持农村卫生工作，改善农村卫生人才队伍建设和服务能力与质量，卫生部于2003年提出了关于城市卫生支援农村卫生工作的意见，要求各级卫生部门和医疗机构建立对口支援和巡回医疗制度，使这项工作经常化、制度化。这些举措对消除卫生保健服务利用的性别、城乡障碍起了关键作用，是哈萨克斯坦改善母婴健康可借鉴的经验。

（二）以项目形式推动中哈母婴健康重点领域工作开展

哈萨克斯坦可以从母婴健康的重点领域出发，与中国开展卫生项目合作，包括对“降消”项目、农村地区“两癌”筛查项目、儿童营养改善项目等众多妇幼健康重点难点问题开展的公共卫生项目以及国际合作项目，并且不断引进中国先进技术与管理理念。充分依托新疆、甘肃等地缘优势，利用医院、学校、培训基地和研究机构等医学教育和科学研究资源，同哈萨克斯坦进行人才培养、科学研究以及医学技术应用方面的交流与合作，推动哈萨克斯坦人才培养能力和医学技术水平的提升，推动母婴健康事业可持续发展。

（三）探索两国母婴健康领域的中医药交流合作

作为中华民族的瑰宝，中医药在女性孕前、孕期、产后的养生保健以及婴儿保健方面具有深厚的理论基础和广泛的实践应用。可以将中医母婴保健的经验及产品引入哈萨克斯坦的医疗卫生系统，形成一种中西医协作，共同促进母婴健康的局面。通过设置中医科室，发挥中医“治未病”的优势，并推广一些方便、有效、价廉的治疗措施，降低医疗费用，提高母婴健康水平。

第五节　中国经验对沙特阿拉伯的适用性分析

一、沙特阿拉伯在西亚、北非地区的重要地位及代表性

沙特阿拉伯位于阿拉伯半岛，居于欧亚非三大洲之间，属于海湾八国之一，国内民众信奉伊斯兰教，为政教高度统一的国家。沙特国土面积约 225 万平方千米，2021 年总人口约 3 481 万，其中沙特公民约占 62%。2021 年沙特 GDP 为 8 050 亿美元，排名全球第 19 位。

自中国提出“一带一路”合作倡议以来，中沙两国领导人高度重视双方合作，在“一带一路”框架下的务实合作由原来的经贸领域向其他领域不断延伸发展[1]。中东是穆斯林人群聚集地区，宗教思想在很大程度上影响着国家的生活、文化乃至政治。沙特的母婴健康状况在海湾国家中具有一定代表性，因此本研究选取其作为西亚、北非地区的代表性国家。

二、中国母婴健康经验对沙特的适用性分析

（一）政治与宗教环境

自建交以来，中沙两国一直保持友好合作，双边关系快速发展，交往频繁且合作领域不断拓宽。2002 年 1 月胡锦涛访沙期间，两国有关部门签署了能源、检疫、卫生、教育、交通等领域的 5 项合作文件。自“一带一路”倡议提出以来，沙特更是积极参与，近年来中沙关系发展呈现出“三热”特点：高层交往热、经贸合作热、人文交往热。沙特是典型的政教合一国家，穆斯林文化和教旨思想对于政治有很大影响，同时对妇幼健康几乎起着决定性的作用。因此中沙两国社会理念有较大差异，从这一方面来看，中沙在妇幼健康促进领域合作的可能性较小。

1　新华社．中国驻沙特大使：中国和沙特“一带一路”合作向全方位迈进，2017 年 5 月 12 日，http://www.xinhuanet.com/world/2017-05/12/c_1120964502.htm.

（二）社会文化环境

性别不平等是沙特较为突出的社会问题。受宗教文化的影响，女性的社会地位低于男性，因此沙特女性不享有完全的政治权利。这些不平等和限制体现在女性的婚姻、教育、工作等各个方面。该国文化同样也影响到妇女的卫生保健，卫生部曾颁布法律，只有在其男性监护人陪同的情况下，才能将妇女送往政府医院。在沙特的一些地方，人们认为非宗教教育不适合女孩。不允许男女同校的规定，致使长期以来女子学校的课程少于其他学校教授的课程。同样，禁止对女性开放体育课程以及运动设施，是该国女性肥胖率居高不下的重要原因。而中国经验中最重要的一条就是性别平等。国家通过提高女性的地位，制定一系列母婴保健政策，提高母婴保健水平。沙特的这些社会因素严重影响着女性健康权益的实现。

但是，近年来沙特女性的社会地位在逐渐提高，对于女性的各项不合理限制也在逐渐放开，妇女的卫生保健可及性提高。沙特的领导人萨勒曼力主改革，并在 2016 年提出了“愿景 2030”的经济计划。该项计划涉及面广泛，在广泛的社会改革中提出了允许女性持有驾照以及进一步放开女性限制等，包括逐步允许女性进入体育场，允许妇女登记结婚、离婚或生育，并签发正式的家庭文件等。此外，沙特政府开始解决法律系统中的缺漏，进一步减少影响女性安全的阻碍。新改革措施的实行意味着对女性松绑，对改善沙特妇女健康、交通安全以及糖尿病防治方面都有着重要意义。

（三）卫生基础

沙特医护人员相对缺乏，公费医疗卫生支出较高。海湾国家普遍依赖海外劳动力，2003 年，沙特共有 827 万劳动力，其中 60% 是外国工人。2005 年，只有 18.7% 的医生、40% 的护士和 69.8% 的专职保健人员为本国公民，其余均来自海外招聘[1]。大量外来卫生人员导致卫生系统内更替率高，劳动力不稳定。

1 Maben J, Al-Thowini K, West E, et al. Uneven development：Comparing the indigenous health care workforce in Saudi Arabia, Bahrain and Oman, International Journal of Nursing Studies, Vol.47, No.3, 2010, pp.392-396.

同时，外来卫生人员大多不说阿拉伯语，把英语当作第二语言，在一定程度上阻碍了高级医务工作者的下沉。

除了本土医护人员相对缺乏外，公费医疗导致的财政压力过高，也是沙特卫生系统的主要问题之一。石油收入是公共保健服务资金的主要来源，支撑着大概 60% 的医院。近年来为改善保健服务分配的预算大幅增加，从 2006 年占政府总预算的 5.9%，增加到 2015 年的 7.25% 不等[1]。特别是在石油价格并不稳定的情况下，完全的公费医疗无法满足人们日益增长的保健需要，同时也给沙特的财政带来较大的压力。

三、中沙未来可能的合作领域和方式

沙特的经济水平在世界范围内属于中等偏上水平。国家卫生设施优良，诊疗水平较高。母婴健康最主要的问题是近亲结婚和女性肥胖等。在沙特国内现有的政治、宗教背景下，中沙在母婴健康领域合作的可能性较小，但可以考虑未来在以下领域进行经验交流。

（一）肥胖引起的糖尿病及并发症可成为两国共同解决的公共卫生问题

肥胖以及由肥胖引起的其他健康问题同样不可忽视。肥胖或超重会在女性受孕期间产生许多风险，婴儿患糖尿病、肥胖症状风险更高。就目前来看，中国成人的肥胖率以及糖尿病患病率皆低于沙特。从肥胖的流行率来看，两国呈现出相同的趋势：家庭收入越高，患糖尿病的绝对风险越大。但是中国和沙特存在某些方面的差异。例如，沙特女性在肥胖患病率增加方面占主导地位（女性占 33.5%，男性 24.1%），而中国女性肥胖率逐年降低，男性逐渐成为肥胖症患者的主力军。

在中国穆斯林聚集地区，以回族为例：糖尿病的患病比例方面，回族比汉族患病概率更高[2]。这种情况的产生与穆斯林饮食文化有着极大的关系，回

1　Al-Hanawi MK, Alsharqi O, Vaidya K. Willingness to pay for improved public health care services in Saudi Arabia: a contingent valuation study among heads of Saudi households, Health Economics, Policy and Law, Vol.15, No.1, 2018, pp.72-93.

2　曲凌光 . 回族与汉族冠心病危险因素和冠脉病变特点对比分析，宁夏医科大学，2013。

族主要以牛羊肉为主，喜饮糖茶，且到斋月期间，膳食结构不合理。白天不进食不饮水，故注重晚餐质量。同样，沙特的传统饮食富含大量脂肪和糖分。针对糖尿病和肥胖症的预防，目前都还是以宣传教育为主，但是效果并不好。我国在少数民族糖尿病防治方面，提出在回族患者的饮食及治疗上采取具有文化特色的方式来对糖尿病进行防治[1]。因此，两国可基于此探讨相同文化条件下肥胖和糖尿病的防治措施。

（二）加强中沙卫生人力资源合作交流

沙特国内拥有大量的卫生专业人员，如医生、护士和药剂师等，但大多数是外籍人员，这导致人员更替率高，劳动力不稳定。制定和实施切实可行的策略，吸引和留住更多的沙特人进入医疗卫生行业，特别是护理行业，是沙特目前保健制度改革的优先事项。为此，全国各地开办了一些医疗、护理和卫生学校。目前，除私立学院和研究所外，沙特共有 73 所医学卫生和护理学院。沙特人进入医疗卫生行业，始终存在性别意识的阻碍问题，致使医疗行业特别是护理行业缺乏沙特女性。而母婴保健往往需要女性，这两大问题的矛盾导致母婴保健中女性医护人员特别是女性护理人员数量缺乏。

而中国国内则面临基层公共卫生人才缺乏等问题。在实施医疗卫生人员专项补贴工程，积极扩大农村定向免费医学生培养和全科医生特设岗位招聘规模，完善就业履约激励等管理措施的基础上，还建立边远乡镇卫生院岗位津贴补贴政策，由财政部门适当安排资金，用于乡镇卫生院职工和院长奖补。除此之外，还支持基层在岗医生提高学历层次和接受拓展培训，提供培训机会等手段留住人才。

由此，中沙两国有可能在卫生人力资源方面有一定的合作。

中国母婴健康促进经验对越南、巴新、哈萨克斯坦、沙特阿拉伯四个国家的适用性及基于此的可能合作领域进行了比较分析，如表 8-2、表 8-3、表 8-4 所示。

1　王艳等，米光丽，李宝玲，等．回族2型糖尿病患者自我管理行为现状及影响因素分析，《现代预防医学》2016 年第 20 期，第 3748-3751 页。

表 8-2　代表性国家的重要地位及其代表性

		越南	巴新	哈萨克斯坦	沙特阿拉伯
国家概况		地理位置、面积、人口、GDP	地理位置、面积、人口、GDP、人类发展指数	地理位置、面积、人口、民族、GDP	地理位置、面积、人口、GDP、宗教、政体
重要地位	地缘优势	是中国与东盟合作的重要支点，承担促进与东盟发展的桥梁，在“一带一路”建设中具有显著地缘优势	在太平洋区域有一定的政治影响力	坐拥独联体国家中心的位置，是连接亚欧的重要桥梁	在西亚国家有显著的代表性，且有较大的政治影响力
	在“一带一路”中的作用	“一带一路”框架下的合作对巩固东盟成员国对“一带一路”的共识、拓展合作空间可起到很好的示范作用	是太平洋岛国中首个加入“一带一路”倡议的国家	是“一带一路”沿线产品、信息、能源和资金流动的中转站，地缘关系的“中心效应”可推进“一带一路”合作的范式向周边国家和地区辐射和传播	“一带一路”框架下务实合作由经贸领域向其他领域延伸，卫生是重要的合作方面
	双边关系	中越历史、文化、宗教、民族有诸多相似之处，将成为两国合作关系重要桥梁和纽带	是相互尊重、共同发展的全面战略伙伴关系	哈萨克斯坦是中亚五国中与中国合作关系最紧密的国家	高度重视双方合作
代表性	健康状况	医疗卫生和保健事业快速发展，卫生体系健全，母婴健康在东南亚地区处于中等水平	健康水平较低，妇幼、传染病负担高，双重疾病负担高	整体健康状况相较中亚其他国家较好	母婴健康状况在海湾国家有一定代表性，选取其作为西亚、北非地区代表性国家
结论		中越在“一带一路”框架下合作对巩固东盟成员国对“一带一路”的共识、拓展合作空间起到很好的示范作用	合作有民意基础，在大洋洲有示范引领的作用	可推进“一带一路”合作的范式向周边国家和地区辐射和传播	政治和宗教制度与中国有较大差异，母婴健康合作可能性较小，在该地域有一定代表性

表 8-3　中国母婴健康促进经验对代表性国家的适用性

		越南	巴新	哈萨克斯坦	沙特阿拉伯
政治环境	政体	共产党执政社会主义	一院议会制	执政党有良好政治资源和组织基础，民众高度支持；国家结构类似中国（单一制），垂直行政体系，行政首长负责制，集权于中央	典型政教合一，穆斯林文化和教旨对政治有很大影响，对妇幼健康起决定性作用
	政局	政局稳定，确保政策贯彻	政局相对稳定	政局稳定	政局稳定
	双边关系	长期良好关系，对接发展战略	建交以来友好关系不断发展	历来友好，永久全面战略伙伴关系	建交以来，两国一直保持友好合作，交往频繁，领域不断拓宽，关系快速发展
	“一带一路”合作	中国与东盟合作的重要支点，在“一带一路”建设中有地缘优势	是太平洋岛国中首个加入“一带一路”倡议的国家	“一带一路”框架下，两国的交流更加频繁，多领域合作密切	积极参与“一带一路”，关系发展呈现出“三热”的特点
	适用性	为干预策略有效实施提供了前提条件	双边关系发展以及两国人民友好交往和互利合作，为中国母婴健康经验在巴新传播奠定良好基础	—	社会理念与中国差异较大在妇幼健康促进领域合作的可能性较小
经济环境	条件	经历了计划经济向市场经济转型；劳动力成本低；投资环境趋完善；基础设施有利；需求资金、技术、经验	资源丰富；发展不平衡；相对稳定的外部政策环境	GDP 中等偏上，接近中国；经济基础能够支持母婴健康促进工作，而无需经济援助	经济水平高；医疗卫生服务保障充分
	已有合作机制 / 基础	具有双边合作指导委员会，在基础设施、金融货币、海上开发、经贸等领域均有合作机制，是进一步开展“一带一路”合作的重要保障和基础	太平洋岛国中首个加入“一带一路”倡议的国家，系借此促进经济发展，特别是完善农村教育、医疗卫生、道路交通等基础设施；目前，多个“一带一路”建设项目开工	—	—

	适用性	能够帮助中国产能转移；迫切需求中国资金、先进技术装备和良好管理经验	—	两国处于相似发展阶段，中国经验能更好地适用于哈萨克斯坦	—
社会文化环境		社会差异：主体与山地民族发展差异加深民族隔阂；社会动员：农村边远地区女性缺乏赋权，男性母婴保健参与度低，母婴健康社会动员有一定阻碍	人口增长和加速城市化问题造成卫生服务需求激增	社会支持，多数群众较了解且积极支持“一带一路”倡议；主流报刊报道中国“迅速和平崛起”，积极客观	受宗教文化影响，性别不平等是突出的社会问题；尽管近年来的改革使女性社会地位逐渐提高，但影响女性社会地位的卫生保健、教育、体育等问题依然存在
	文化	—	—	两国文化存在差异，多数居民信奉伊斯兰教（逊尼派），有一些禁忌	宗教文化对整个社会影响巨大
	医疗	—	医疗机构集中在城市和周边地区，偏远和农村地区不可及，城乡母婴健康状况差异显著；计划生育服务供给不足，孕产妇和新生儿大量增加，孕产妇和新生儿死亡率居高不下	—	医疗卫生服务水平高，但也存在缺少卫生人力资源的问题，有一定比例的医务人员来源于其他国家
	中国经验	—	—	—	中国经验中最重要的一条是性别平等，通过提高女性的地位，制定一系列母婴保健政策，提高母婴保健水平
	适用性	相似性较大，中国经验有一定适用性	中国新法接生、计划生育等政策对巴新改善人口与健康问题有借鉴意义	中国经验传播要特别注意当地禁忌，需要与当地的宗教文化有机结合，才能更好融入社会，发挥作用	适用的可能性较小

续表

		越南	巴新	哈萨克斯坦	沙特阿拉伯
卫生基础	主管部门	国家卫生部	国家卫生部	国家卫生与社会发展部	国家卫生部
	健康 / 妇幼保健指标	健康指标与世界平均水平有一定差距	健康指标与世界平均水平有较大差距	健康指标与世界平均水平有一定差距	健康水平高
	卫生体系 / 妇幼保健体系	卫生体系完整	正在开展“回归基本”卫生改革，加强对卫生系统投资，改善农村和偏远地区初级卫生保健可及，但没有实现可持续性	拥有完善的卫生信息系统；缺乏卫生预算计划，相关特殊领域专业技术、卫生评价体系不完善	—
	国家妇幼规划	卫生部出台妇幼规划	是国家卫生规划的重要内容	—	—
	卫生人力	医护人员教培似发达国家，但多为短期教育，知识技能有限	卫生专业人员短缺，城乡分布不均，专业技能不足	卫生人力资源较为丰富，但整体上素质不高	医护人员相对缺乏，海湾国家普遍依赖海外劳动力
	医疗保障	—	税收是巴新卫生筹资的主要来源，另一个主要的筹资来源是外部资源，即卫生援助，个人卫生支出在卫生总费用中占比相对较低	—	公费医疗卫生支出较高，完全的公费医疗无法满足人们日益增长的保健需要，同时也给沙特的财政带来较大的压力
	适用性	多次组团来华学习卫生体系经验，中国每年为越南举办各类培训班提供卫生专业技术及卫生管理培训	可建立卫生体制和政策交流的长效合作机制，组织巴新卫生官员来华研修、培训，鼓励学术机构和专家开展卫生政策研究和交流活动	存在会对中国经验传播产生一定负面影响的问题	—

表 8-4　中国与代表性国家未来在母婴健康促进领域可能的合作领域和方式

		越南	巴新	哈萨克斯坦	沙特
总体情况		中越两国在妇幼健康方面的合作具有良好的基础，未来可能形成较好的合作局面	在母婴健康促进领域积累的成功经验，可通过经验共享、人员培训、设施援建等多种形式与巴新开展母婴健康促进方面的合作	中国向哈萨克斯坦传播母婴健康促进方面的成功经验，从政治、经济、社会角度来看具备一定的可行性	政治、宗教背景下，中沙在母婴健康领域合作的可能性较小，但可以考虑未来在个别领域进行经验交流
合作领域	人力资源合作	以能力建设为抓手，加强卫生人力资源合作	加强中巴母婴健康人力资源合作交流	有合作	加强中沙卫生人力资源合作交流
	援建医疗机构	有合作	建设或升级基层医疗卫生机构 / 保健中心	有合作	无合作
	提供医疗服务	有合作	提升母婴服务水平	有合作	无合作
	肥胖 / 糖尿病合作	有合作	有合作	有合作	肥胖 / 糖尿病及并发症可成为两国合作的公卫问题
	中医药合作	有合作	有合作	探索两国母婴健康领域的中医药交流合作	有合作
合作方式	提供卫生援助	有合作	中国援助医疗队和援建设施	有合作	无合作
	项目形式推动	有合作	有合作	以项目形式推动中哈母婴健康重点领域工作开展	无合作
	借助民间力量	借助双方民间力量，深化母婴健康促进合作	有合作	有合作	—
可借鉴的中国经验		中国渐进式的母婴健康发展策略	中国在促进母婴安全方面的策略	中国在母婴健康促进政策与法律制度方面的经验	—

第九章　中国与“一带一路”国家母婴健康促进合作的策略

随着公共卫生问题日益全球化，人类俨然已经成为一个你中有我、我中有你的命运共同体。尤其是新冠肺炎疫情大流行，使得世界百年未有之大变局加速演变，全球卫生治理体系正在发生深刻变革。构建“人类卫生健康共同体”顺应了全球化发展新形势，是应对全球健康危机、守护全人类健康的有效途径。与此同时，学界从各个层面对全球卫生治理开展研究，使其理论得以不断丰富和发展，并且被全球卫生治理的行为体普遍接受，成为开展国际卫生合作的理论基础[1]。以“人类卫生健康共同体”理念为引领，以全球卫生治理的功能为理论基础，构建基于中国经验传播的“一带一路”国家母婴健康促进合作策略，这是新时代中国对外卫生合作发展的必然要求，也是中国国际话语权不断增大的必然结果。

第一节　全球卫生治理的概念和发展历程

一、全球卫生治理的概念

随着全球化时代的到来，以发展中国家为关注重点，仅涉及传染病、水和卫生、营养不良等内容的国际卫生，已不能完全涵盖和有效解决全球化新趋势下的卫生问题。在此之下“全球卫生”的概念应运而生，它将改善健康和实

1　聂建刚，熊昌娥．全球治理下的卫生国际合作现状分析，《医学与社会》2010 年第 4 期，第 6-8 页。

现全世界所有人的健康公平作为优先事项[1]。卫生概念的升级意味着治理机制的更新，全球卫生危机呼唤全球卫生治理。道奇森（Dodgson）等将其核心要素归纳为：第一，强调卫生问题的去国界化，处理跨越国界的健康决定因素；第二，主张用跨部门和跨领域的视角来看待和应对卫生问题，加强与贸易、经济、外交、环境等部门和领域的合作；第三，通过正式或非正式的途径，囊括更多的行为体和参与者，尤其是活跃在卫生领域的非国家行为体[2]。基于此，本研究认为全球卫生治理是指在不同层次，通过不同形式的机构和行为体的互动关系，共同解决卫生问题的机制。

二、全球卫生治理的发展历程

人类对卫生的治理历程可划分为国家卫生治理、国际卫生治理和全球卫生治理三个阶段，在不同时期中国也不同程度地参与其中。

（一）国家卫生治理阶段

19 世纪以前，世界上的主要国家通过设置国内公共卫生机构、建立公共卫生制度以及建设公共卫生设施来解决本国的公共卫生问题[3]。考虑到科技发展水平、国际关系等特定历史因素，国家卫生治理阶段并未出现应对传染病的国际合作机制，而是以主权国家作为治理主体，采取措施解决国内传染病等公共卫生问题。

（二）国际卫生治理阶段

19 世纪中叶，欧洲国家为应对霍乱、瘟疫、黄热病等传染病召开了第一次国际卫生大会，被视为国际卫生治理的开端。国际条约与合作机制在卫生治理中的重要作用开始受到国际社会关注，此后产生了大量国际组织和卫生条约。

1　Koplan JP, Bond TC, Merson MH, et al. Towards a Common Definition of Global Health, The Lancet, Vol.373, 2009, pp.1993-1995.

2　Dodgson R, Lee K, Drager N. Governance for global health: A conceptual review, Key Issues in the Governance of Global Health, 2002.

3　陈颖健 . 公共卫生问题的全球治理机制研究，《国际问题研究》2009 年第 5 期，第 52-58 页。

1948年成立于日内瓦的世界卫生组织，是国际卫生体系正式形成的重要标志。1951年第4届世界卫生大会通过的《国际卫生条例》，首次以国际卫生立法形式为国际卫生合作提供统一的法律规范。

在国际卫生治理阶段，主权国家间开展卫生合作或者依托国际组织参与卫生治理；主要依赖卫生部门的行动，非卫生部门参与较少；非国家行为体发挥作用有限；传染病仍是卫生合作的主要议题；卫生治理尚未摆脱国家主权的界限。自1972年合法席位恢复以来，中国出席了WHO的历届大会和地区委员会会议，并被选为执委会委员。大力开展与WHO的技术合作，为我国卫生事业的发展引进资金与资源。同时，切实承担相应国际责任和义务，主要体现为对部分发展中国家进行卫生援助。

（三）全球卫生治理阶段

20世纪90年代，全球化在不断深入推动国际货物与资本越境流动以及文化、价值观念、意识形态等精神力量交汇融合的同时，引发了全球层面的各种危机。卫生领域也概莫能外，疾病传播界限的模糊、健康影响因素的复杂多变都使得卫生问题不再归属某个具体国家的治理范围，并与政治、经济和文化等领域密切关联而具备全球化的属性，国际卫生治理已无力应对全球公共卫生危机。国际社会不得不重新审视健康的定义，基于全人类健康的卫生治理价值取向正在逐步形成。同时，除主权国家和国际组织外，以公私伙伴关系、非政府组织、基金会为代表的非国家行为体的不断涌现，改变了原有国际卫生治理体系的结构，并由此演化为全球卫生治理。

在全球卫生治理阶段，中国借助WHO开展与其他国家及国际组织的双多边卫生合作，加大对外卫生援助力度，在国际组织中担任高级管理和技术职务的人数也有所增加，在重大国际规则制定方面的话语权不断增强。同时，中国依托“一带一路”倡议，提出打造“健康丝绸之路”，致力于建立“一带一路”卫生合作机制，引领沿线国家卫生合作，解决区域内部卫生发展不平衡的问题，从而为促进“一带一路”国家乃至全球健康发展作出贡献。

三、全球卫生治理的功能

对于全球卫生治理所应具备的功能，目前学界尚未达成一致。许静、刘培龙、郭岩等学者认为，良好的全球卫生治理，应实现以下功能：①达成价值观念的共识。行为体就全球卫生合作相关的价值观念和原则达成一致。②制定相应规则。通过制定各种规则，影响和规范各行为体的行动。③实现多元治理。包容广泛的行为体参与全球卫生行动，同时确保众多行为体行动的和谐一致。④动员和分配资金。为全球卫生建立长期、稳定、可预测、资金充足的筹资机制，并按共同商定问题的轻重缓急，分配这些资源。⑤提供领导和协调。在全球范围内达成价值共识、制定相应规制、实现多元治理、动员分配资金，都需要领导和协调[1]。

参与全球卫生治理的行为体，尤其以发达国家为代表，其治理内容实际反映了基于自身利益的治理偏好，对解决更为复杂昂贵的健康问题投入不足，与受援国的实际卫生需求错位。2016 年的全球卫生发展援助中，有 135.38 亿美元用于艾滋病、疟疾以及结核病的预防和控制，占援助总额的 36%，非传染性疾病仅有 1.7%[2]。全球卫生已然发展成为与社会、经济、环境等因素高度联系的综合性问题，全球卫生治理需要发挥谋划治理内容的功能。

因此，本研究将全球卫生治理的功能归纳为构建理念、规制主体、谋划内容、建设机制、筹资与管理，并从多维度分析中国与“一带一路”国家母婴健康促进合作面临的挑战，结合已有卫生合作实践与经验，构建中国与“一带一路”国家母婴健康促进的合作策略。

1　许静，刘培龙，郭岩．全球卫生治理机制及中国参与的建议，《中国卫生政策研究》2013 年第 11 期，第 1-7 页。

2　IHME. Financing Global Health 2016: Development Assistance, Public and Private Health Spending for the Pursuit of Universal Health Coverage, Seattle: IHME, 2017, pp.105-106.

第二节　基于中国经验传播的中国与“一带一路”国家母婴健康促进合作面临的挑战

全球卫生治理所面临的理念冲突、制度冲突、行为体责任意识弱化以及治理机制碎片化等一系列问题，在中国与“一带一路”国家卫生合作中同样无法避免。鉴于母婴健康的特殊性，该领域合作呈现出不同于其他卫生领域的新特点。因此，要具体问题具体分析，深刻剖析中国与“一带一路”国家母婴健康促进合作面临的困境及原因，继而探索国家间卫生合作策略。

本研究从内部和外部两个方面分析目前中国国际卫生合作面临的挑战，内部挑战包括中国对外卫生合作主体单一、合作内容不丰富和合作机制不健全三个方面；外部挑战包括目前“人类卫生健康共同体”理念还未得到部分国家认同和“一带一路”国家的多样性增强了中国经验传播的难度两个方面。

一、“人类卫生健康共同体”理念尚未得到部分国家认同

“健康权作为一项基本人权”在国际法律文件上被反复提及并得以确认。1966年联合国大会颁布的《经济、社会和文化权利国际公约》在重申这一理念的基础上，首次要求各国政府为充分实现这一权利而采取有助于实现以下目标的积极行动，具体包括：降低死胎率和婴儿死亡率，使儿童得到健康发育；创造保证人人在患病时能得到医疗照顾的条件等[1]。国际社会对人类健康权与日俱增的关注，成为全球卫生治理价值理念的形成与发展的良好契机[2]。对健康权的尊重和保障已经成为大多数国家治理本国卫生事务的价值准则，然而当切换至全球卫生领域却常受到挑战：部分发达国家仍然秉持零和博弈、单边主义等传统思维，其开展国际合作、进行国际卫生援助的行为动机很大程度上取决于自身利益，而不是以受援助国的利益需求为导向。部分发展中国家也只能被动接受国际卫生援助，在长期由少数发达国家主导的全球卫生治理中集体失语。

1　参见联合国《经济、社会及文化权利国际公约》，https://www.un.org/zh/documents/treaty/files/A-RES-2200-XXI-new.shtml.

2　高立伟，何苗．人类命运共同体视阈下全球公共卫生治理谫论，《厦门大学学报（哲学社会科学版）》2020年第5期，第163-172页。

“构建人类卫生健康共同体”是新时代中国开展全球卫生治理合作的基本理念。2020年3月，习近平主席向法国总统马克龙致慰问电，表示愿同法方共同推进新冠肺炎疫情防控国际合作，提出要打造“人类卫生健康共同体”[1]。在第73届世界卫生大会视频会议开幕式上，习近平主席再次呼吁“共同构建人类卫生健康共同体”[2]，并提出了推动构建的六项建议和五大举措，为全球战胜疫情指明了方向。人类卫生健康共同体是人类命运共同体理念的深化和升华，展现了中国对全世界各国人民平等的生命健康权等基本人权的尊重，在母婴健康促进领域也不例外。打造“人类卫生健康共同体”是“人类命运共同体”理念的重要内涵，尽管“构建人类命运共同体”已被写入联合国决议特别是人权理事会决议中，但某些国家实际上并没有接受该理念，仍然在旧的单边主义思维轨道上前行。

二、政府作为对外卫生合作单一主体难以适应新的合作需求

就目前中国对外卫生合作而言，政府处于绝对主导地位，国际组织、国内民间力量的补充性作用并未得到充分发挥。而由于“一带一路”沿线国家分布地域广，母婴健康状况差别较大，合作的复杂性对资金资源、合作内容等提出了更高的要求，仅仅依靠政府作为单一主体开展卫生合作并不现实，也不符合全球卫生治理多元主体参与的要求。如果中国的非政府组织广泛参与卫生合作，则筹资渠道会大大拓展，也更有利于资源的合理配置。此外，鉴于非国家行为体利益的多样性，中国在与“一带一路”国家开展母婴健康促进合作过程中，如何平衡合作竞争关系、调动国内民间力量参与并规范其行为等问题也亟待解决。

三、“一带一路”国际卫生合作机制尚不完善

在当今的全球健康治理格局中，除主权国家和国际组织外，以公私伙伴

1 习近平向法国总统马克龙致慰问电，《人民日报》2020年12月18日。

2 习近平．携手共建人类卫生健康共同体，《人民日报》2021年5月21日。

关系、非政府组织、基金会为代表的非国家行为体大量涌入，其中资金捐赠国家和机构有很大话语权，特别是在卫生援助的主要领域之一——母婴健康促进方面。“健康丝绸之路”实际上是由中国构建的一个网络式对话平台，实现对沿线国家现有碎片化的卫生合作机制的整合。然而目前仍缺乏三方合作和与国际组织的多边合作机制。因此，如何将数量众多的国家及机制纳入多边卫生合作框架中，如何确保现有多种机制间良性竞争，包括实现“健康丝绸之路”与以 WHO 为中心的全球卫生治理机制以及双多边卫生合作机制间的兼容互补[1]，成为摆在“健康丝绸之路”面前的一道难题，也决定了中国与“一带一路”国家母婴健康促进合作能否持续深入。

四、中国与其他国家卫生合作内容单一使实施效果受到影响

相比发达国家政府管理和能力建设等“软投资”，中国更关注基础设施建设等“硬投资”。非洲国家一直是中国援助的重点对象，援助内容也经历了不断丰富和拓展的过程。但是从总体来看，近年以派遣援外医疗队和援建卫生设施为主的合作内容并没有发生实质性改变。卫生合作的效果和影响力已经开始大打折扣，呈现出“边际效益递减”的态势[2]。

具体而言，上述合作一定程度上改善了受援国卫生基础设施落后、人力资源不足的境况，但是按照“交钥匙”的方式忽视了医疗卫生设施所依赖的人力、设备等系统性支持，从而造成项目无法正常运转甚至闲置；援外医疗队员受语言、当地工作条件等因素限制，无法充分展现医疗技能，且执业地点分散不利于技术合作、经验分享，更无法与其他项目进行有效配合[3]。由中国经验可知，要想改善母婴健康，医疗服务只是其中一环，更重要的是建立健全运转良好的卫生体系，应当在医疗援助的基础上逐步将卫生政策合作和公共卫生合作提上

1 信强，文少彪．“健康丝路”视角下的中国与全球卫生治理，《现代国际关系》2020 年第 6 期，第 19-27 页。

2 王昱，刘培龙．中国对外卫生援助的历程、挑战和对策，《中国国际战略评论》2017 年，第 94-106 页。

3 王云屏，梁文杰，杨洪伟，等．中国卫生发展援助的理念与实践，《中国卫生政策研究》2015 年第 5 期，第 37-43 页。

议事日程，从公共卫生体制建设的角度加强合作。

五、“一带一路”沿线各国制度的多样性使中国经验传播的难度增大

提高各国间卫生合作可能性与稳定性的关键要素是可接受性，而可接受性的高低又取决于卫生背景的相似性。本研究在第八章中，运用PEST分析方法分别对中国经验对越南、巴布亚新几内亚、哈萨克斯坦和沙特阿拉伯四个国家的适用性从政治环境、经济环境、社会文化环境和卫生基础四个方面进行了分析。从政治环境来看，越南是社会主义国家，哈萨克斯坦是典型的中央集权制国家，与中国具有一定的相似性，因而在母婴保健政策和制度方面交流的可能性较大，而巴新是英联邦国家，在各个方面受澳大利亚的影响较大，因此短期内只能在母婴健康促进的具体公共卫生和医疗项目方面考虑合作；社会文化环境方面，沙特阿拉伯是信仰伊斯兰教的国家，在教义的影响下，男女不平等现象突出，社会、文化特征迥异，那么基于中国经验传播的卫生合作可能性就小。基于此，在考虑中国与其他国家是否进行卫生合作、合作内容、合作途径时，首先要进行环境分析，在可接受性较高的情况下再进行卫生合作的总体规划设计。

第三节　基于中国经验传播的中国与“一带一路”国家母婴健康促进合作的策略

一、继续宣介并实践“人类卫生健康共同体”理念

生命健康权无国界、无种族、无关社会发展水平，尊重全世界各国人民平等的生命健康权，这是人类命运共同体理念的题中应有之义[1]。而母婴健康是全人类健康的源头，关系到亿万家庭幸福和社会和谐稳定，“健康丝绸之路”旨在实现沿线国家医疗卫生的高质量发展，增进沿线各国民众的健康福祉，这就

1　刘恩东．打造人类卫生健康共同体的时代价值，《学习时报》2020年3月27日，第1版。

要求十分重视母婴健康促进，也要求中国与"一带一路"国家开展卫生合作时，将母婴健康促进置于优先领域，这是实现"人类卫生健康共同体"的基础条件。

全球卫生治理最根本的职能之一，是就全球卫生合作相关的价值观念和原则达成一致[1]。科学的理念提供认识全球卫生发展规律的正确视角和破解全球卫生治理困境的有效方案，继而决定卫生合作中主体平衡、内容谋划、机制建设以及资金资源分配等要素能否实现有机统一。因此，本研究认为理念选择是参与全球卫生治理的核心所在。

中国在与"一带一路"国家母婴健康促进的合作中，将基于打造"人类卫生健康共同体"理念扮演好自己在全球卫生治理体系中的三重角色：建设者、学习者和示范者。首先，基于本国利益，积极参与全球及区域性母婴健康促进重大卫生议题和卫生政策制定，进一步提升国际社会对母婴健康的重视程度，从而帮助发展中国家加快实现联合国千年发展目标的进程；其次，从全球卫生合作实践中汲取有益经验，营造互为补充、共同发展的合作氛围。中国的全球卫生合作虽然开始得比较早，但受到经济水平的制约，直到2003年才进入新的发展阶段，即积极发展同世界卫生组织、上海合作组织、中国—东盟、亚太经合组织等多边合作机制以及同重点国家的双边机制，积极参与全球及区域性重大卫生议题的讨论和卫生政策的制定，成为国际卫生合作的重要参与主体。在从受援方转变为援助方的过程中，中国需要不断学习，汲取有益经验，完善援助机制，丰富援助内容，从而形成有中国特色的对外卫生援助模式。最后，中国将自身在卫生健康事业发展过程中积累的经验进行传播，在尊重各个国家主权和认真分析中国母婴健康促进经验适用性的基础上协助沿线国家探索符合各自国情的卫生发展模式，从而起到示范作用。

二、加快引导国内民间社会组织参与国际母婴健康促进合作

国内民间社会组织在母婴健康领域对外卫生合作早有先河。例如，中国

1　许静，刘培龙，郭岩．全球卫生治理机制及中国参与的建议，《中国卫生政策研究》2013年第11期，第1-7页。

扶贫基金会2007年设立的以救助贫困母婴为宗旨的“母婴平安120行动”项目开展“非洲地区贫困母婴援助计划”，通过物资援助、派遣医疗队和培训当地医务人员等方式来提高受援地区贫困母婴的保障水平；2010年11月，中国石油尼罗河公司捐资与中国扶贫基金会合作，启动《援建苏丹妇幼保健系统示范项目》第一期中苏阿布欧舍友谊医院的援建。国内社会组织、企业等民间力量已有实践表明，其有需求也有潜力成为中国对外卫生合作的有益补充。中国可以通过政策引领鼓励国内社会组织走出国门，丰富对外卫生合作的参与主体。

首先，需要完善相关法律及制度。当前，中国社会组织“走出去”普遍面临着相关政策的缺失，尤其是在设立海外机构、从事海外项目等方面存在法律“空白点”，这些都亟待从法律法规上予以解决。一是应从立法上解决社会组织“走出去”的合法性问题，明确中国社会组织在海外设立分支机构或代表机构的管理办法；二是应当出台鼓励社会组织“走出去”的相关政策措施，包括物资出关、外汇管制、税收减免等相关规定，保障社会组织在海外实施项目的顺利开展。

其次，加大政府对社会组织“走出去”的资金扶持力度。中国社会组织“走出去”面临的障碍之一是资金问题。政府相关部门可在每年对外卫生援助的资金中设立专项基金，对表现优秀的社会组织给予资金奖励，允许社会组织通过资金运作积累资本，并将其制度化，更好地开展国际交流与合作。

最后，加强社会组织“走出去”的各类平台建设。一是应建立政府与社会组织的沟通合作平台，成立社会组织“走出去”的协调机构，专门负责社会组织参与对外援助的资助和管理工作，加强政府与社会组织之间的沟通与合作；二是搭建海外中资企业与中国社会组织沟通交流的平台，进一步促进海外中资企业与中国社会组织的战略合作伙伴关系；三是搭建社会组织之间的沟通交流平台，既包括中国社会组织与受援国社会组织沟通交流的平台，也包括在海外开展慈善事业的中国社会组织之间的沟通交流平台，促进社会组织之间的相互学习和协作。

三、统筹推进国内国际母婴健康促进卫生合作机制建设

（一）完善中国母婴健康促进对外卫生合作管理机制

中国应当在总结自身经验的基础上，向对外卫生援助起步早的发达国家学习，形成有中国特色的对外卫生合作机制。例如：澳大利亚国际发展署（Australian Agency for International Development，AusAID）是主管对外援助事宜的专业管理机构，综合制定澳大利亚年度对外援助计划，通过联合多个政府部门和相关机构体系开展对外援助工作。相较而言，中国对外援助机制正处于建设发展期。为充分发挥对外援助作为大国外交的重要手段作用，加强对外援助的战略谋划和统筹协调，推动援外工作统一管理，改革优化援外方式，更好服务国家外交总体布局和共建“一带一路”等，国务院机构改革方案提出，将商务部对外援助工作有关职责、外交部对外援助协调等职责整合，组建国家国际发展合作署，作为国务院直属机构[1]。2021 年 8 月 31 日，国家国际发展合作署、外交部、商务部联合发布了部门规章《对外援助管理办法》，作为对外援助管理的统领性文件，确保部门依法行政、依法履职。未来还需要完善规章制度，推动援外管理工作进一步制度化、规范化和科学化，以实现不同行业主管部门在统一对外合作管理框架下实现充分协商，确保在具体卫生项目推进过程中政策的一致性。

（二）进一步深化与世界卫生组织的全方位合作

在全球卫生治理中，WHO 具有不可替代的优势。该组织是唯一的由组织宪章《组织法》赋予协调、制定并实施国际卫生规范和标准的机构，是全球卫生谈判的重要中介和平台[2]。共建“健康丝绸之路”的行为体众多，涵盖了发展程度各异的民族国家、政府间与非政府国际组织、公司企业、教育与科研机构、

1　2018 年 3 月，十三届全国人大一次会议表决通过了关于国务院机构改革方案的决定，组建中华人民共和国国家国际发展合作署。2018 年 4 月，国家国际发展合作署正式成立。国家国际发展合作署主要职能：拟订对外援助战略方针、规划、政策，统筹协调援外重大问题并提出建议，推进援外方式改革，编制对外援助方案和计划，确定对外援助项目并监督评估实施情况等。

2　许静，刘培龙，郭岩．全球卫生治理机制及中国参与的建议，《中国卫生政策研究》2013 年第 11 期，第 1-7 页。

社会团体乃至个人等诸多层级。WHO 作为权威的国际组织，可凭借其在卫生治理领域所享有的专业性和话语权调解各方争端，有效规避针对中国“单边主义”“另起炉灶”的指责，提升中国参与全球卫生治理的合法性和接受度[1]。

改革开放以来，中国与 WHO 在母婴健康领域开展了众多合作，在此过程中吸收国际先进理念和经验，引进资金和技术，结合国情加强政策转化，有效促进了中国母婴健康事业的发展。2017 年，中国与 WHO 签署《关于“一带一路”卫生领域合作的谅解备忘录》《关于“一带一路”卫生领域合作的执行计划》，这使得中国可以通过世卫组织将合作扩展到第三方国家，从而超越中国所在的西太区范围，因此，中国要加强跨区域合作机制的建立，借助 WHO 的领导协调作用，不断深化与发达国家、多边机构、私人部门的卫生合作，形成母婴健康领域的治理合力，为沿线国家输送更多理念经验和资金技术。

（三）积极探索多种双边与多边卫生合作机制

全球卫生治理主张多元主体和多边合作共同解决卫生问题。改革开放以后，中国妇幼健康领域的对外交流与合作也日益增多。中国先后与联合国儿童基金会、联合国人口基金、世界卫生组织等国际组织开展了妇幼卫生人才培训、围产保健、妇幼卫生示范县和扩展县等合作项目。28 个省、自治区、直辖市的 128 个县得到援助，三级保健网的作用得到加强，受援地仪器设备和引进的科学管理知识与技术在提高妇幼卫生服务能力、扩大服务范围等方面产生了明显效果[2]。

中国与“一带一路”国家开展母婴健康促进合作过程中，应积极探索与发达国家的三边合作或者与国际组织的多边合作，向沿线国家引入母婴健康促进的理念、资金和技术，从而携手推动其母婴健康发展。同时，中国可依托现有合作成果，发挥上海合作组织、中国—东盟（“10+1”）、亚太经合组织（APEC）、大湄公河次区域（GMS）经济合作等现有多边合作机制及中国—

1　敖双红，孙婵．“一带一路”背景下中国参与全球卫生治理机制研究，《法学论坛》2019 年第 3 期，第 150-160 页。

2　钱序．中国促进母婴安全和儿童营养的案例研究，复旦大学出版社 2017 年版。

中东欧国家卫生合作机制、中阿卫生论坛等平台的作用，强化与重点国家在母婴健康促进领域的双边合作，积极签署合作协议，开展符合双方需求的母婴健康促进合作项目。

四、根据卫生合作对象国的具体情况系统谋划母婴健康促进合作内容和方式

“一带一路”国家间政治、经济、社会、宗教等方面的情况差别巨大，母婴健康问题及相关影响因素也不尽相同。首先，要坚持“系统性思维”，不能仅仅局限于改善母婴健康现状，更要聚焦相关影响因素，广泛开展基础设施、文化交流等跨部门多领域合作。由于母婴健康更容易受到文化特征、宗教信仰的影响，与沿线国家开展合作还要考虑中国经验的适用性及潜在问题；其次，中国应当尊重沿线国家卫生事业发展的自主性，注重加强其卫生系统建设而非单一进行卫生援助；最后，中国开展卫生合作时应当全面了解各国实际卫生需求，警惕“平均数掩盖了大多数”，从而忽视了最贫穷人群的基本医疗卫生需求。基于以上考虑，中国在制定与“一带一路”国家的母婴健康促进合作策略时，应综合考虑各国经济社会发展水平，区分沿线各国母婴健康问题的差异性，有针对性地谋划合作内容。

（一）与母婴健康水平较低的国家开展以卫生援助为主要内容的卫生合作

由于经济条件落后，大部分东南亚、南亚国家以及大洋洲的太平洋岛国的卫生服务体系薄弱，母婴保健服务的可及性和公平性较差。在由熟练保健人员接生的比例、产前护理覆盖率等指标方面较差，加之计划生育技术服务供给不足，造成 MMR 和 IMR 处于较高水平，对国际卫生援助的需求强烈。因此，对于健康水平较低的国家目前主要是开展以卫生援助为主要内容的卫生合作。目前，我国已经对诸多发展中国家派出了医疗援助队，他们在母婴健康促进方面发挥了积极作用，未来应当继续坚持医疗援助，帮助受援国提升健康服务水

平。除此之外，还应当在以下几个方面开展卫生合作。

1. 加强基础设施投资合作

基础设施建设对中国母婴健康发展起着重要的保障作用。中国在1999年实施的"村村通"工程，不仅打破了农村经济发展的交通瓶颈，而且极大便利了孕产妇的转运、转诊以及专家前往基层实地开展工作；其次，1991年开始，中国财政部和卫生部设立了中央农村卫生专项基金，主要用于中西部困难地区农村卫生机构的房屋维修和设备购置等工作。2001—2005年，"十五"规划卫生专项投资了7.68亿元，主要用于支持部分贫困县医院、县妇幼保健院和乡镇卫生院建设。2016—2018年，中国政府投资84.8亿元支持全国561个妇幼保健机构建设，妇幼保健机构基础设施建设得到明显改善，并且在提升医疗卫生机构服务能力、促进母婴保健服务可及性和公平性等方面发挥着重要作用。

因此，中国可以在基层医疗机构或保健中心援建方面对此类国家提供帮助，让尽可能多的孕产妇能够就近接受专业助产服务乃至紧急产科服务，也能为社区居民提供必要的医疗急救服务，争取医疗救援时间，降低人群的死亡率。同时，改善房屋、水、照明设施以及配置必要的设备，如产房、产床、制氧机、高压灭菌机、麻醉机、洗衣机、干衣机、高压消毒锅等，确保基层医疗机构正常运转。此外，良好的交通条件是转诊系统的必要前提，也是确保紧急孕产保健发挥作用的重要条件。中国可以发挥基础设施互联互通在"一带一路"倡议中的先导作用，帮助改善道路交通网络，解决交通不便对母婴保健服务利用的障碍。

2. 帮助实施住院分娩推广项目

经济因素是阻碍中国住院分娩政策推广的主要障碍。20世纪90年代以来，中国各级政府从服务价格、医疗救助、医疗保障、政府补贴、配套服务等多个方面减轻农村地区孕产妇分娩的经济压力，主要做法包括：通过价格干预降低住院分娩费用；对贫困孕产妇发放救助；将住院分娩纳入医保报销；对农村孕产妇提供均等化的财政支持；提供免费的人性化服务等配套措施。

中国综合运用多种策略建立了稳定、可持续的资金补偿渠道，其中经济水平和财政能力对住院分娩推广起着支撑作用。特别是通过财政转移支付等手段，中央资金的补助向经济欠发达地区倾斜，以确保政策落实。由于不发达国家经济实力不足，卫生财政空间有限，在母婴健康促进的资金投入不会显著增长。短期内可以通过援助项目帮助消除其推广住院分娩的经济障碍。同时，积极利用经验和成果，将其转变成适应本国财政能力和卫生体系的国家政策[1]。

3. 因地制宜开展卫生人力资源合作

新中国成立之初，为应对农村缺医少药的问题，中央政府因地制宜从农民中选出一批有文化、热爱医学的人，参加卫生学校或到公社卫生院培训，成为“赤脚医生”。2002 年，根据《中共中央国务院关于进一步加强农村卫生工作的决定》，为促进农村卫生事业发展，卫生部提出了关于城市卫生支援农村卫生工作的意见。要求各级卫生行政部门和地（市）级以上政府举办的医疗卫生机构将这项工作列入议事日程，建立对口支援和巡回医疗制度，使这项工作经常化、制度化。在“降消项目”实施过程中，中国政府实施了“一级转诊机构中的特派驻县专家”制度，来自省、市高等级医疗机构的专家被派遣到农村的一级转诊机构成为特派驻县专家，协助培养当地的产科医师和妇幼保健人员，指导县级产科急救中心和急救“绿色通道”的规范化建设，提高基层产科服务质量。

国际社会普遍认为，初级卫生保健的许多要素起源于中国的“赤脚医生”模式和其他以社区为基础的卫生运动经验。中国可与此类国家建立卫生体制和政策交流的长效合作机制，组织成立由卫生管理和技术人员组成的来华研修访问团，在相互交流中分享中国母婴健康促进政策制定的经验；在卫生人力资源培训方面，可以通过中国援外医疗队或派遣援外专家，就专业知识、基本操作和急救训练对当地基层卫生工作者进行培训，提升其母婴保健服务水平；在南南合作、“一带一路”以及太平洋岛国论坛等奖学金项目下，从此类国家遴选医疗卫生专业人员，实施有针对性的“精英式培养”模式，使其回国后成为母婴健康促进领域专家，继续培养带教本国其他人员，推动卫生体系能力建设。

1　钱序 . 中国促进母婴安全和儿童营养的案例研究，复旦大学出版社 2017 年版。

4. 提供计生用品支持

中国计划生育从广泛宣传开始，通过一系列政策和规制的导向，大力推广现代避孕方法，尤其是长效避孕方法的推广使用，同时逐步规范和改善技术服务质量，对中国的人口和发展问题起了积极作用。中国国产避孕药具的研发应用从20世纪50年代末60年代初开始，到80年代已初具规模，当时全国生产避孕药具的厂（点）有19个，生产短效、长效、速效避孕药，外用膏、栓、药膜剂等几十个品种，年产量达3 000多万人份。中国已经具备大批量生产质优价廉的避孕药具的能力，可为此类国家提供技术支持，包括避孕药、皮下埋植剂、避孕套、宫内节育器和输精管切除术，或者基于国家政策引入具备相应条件的基层医疗卫生机构或保健中心。

（二）与母婴健康水平处在中间层次的国家开展互补型的卫生合作

“一带一路”沿线中亚地区和西亚、北非地区的整体健康水平一般，卫生事业发展水平中等，与中国具有较好的合作基础，可围绕卫生人力资源合作、科研合作与学术交流、消除母婴保健服务文化障碍的经验交流等方面开展合作。

1. 卫生人力资源开发与激励合作

处在中间层次的发展中国家普遍建立了相对完善的医学教育体系，具备一定的“造血”能力。经济激励和社会文化等因素造成的农村地区卫生人力资源短缺是此类国家母婴健康发展的主要障碍。中国在这方面的应对措施包括：实施医疗卫生人员专项补贴工程，积极扩大农村定向免费医学生培养和全科医生特设岗位招聘规模，完善就业履约激励等。同时，建立边远乡镇卫生院岗位津贴补贴政策，由财政部门适当安排资金，用于对乡镇卫生院职工和院长奖补。除此之外，还支持基层在岗医生提高学历层次和接受拓展培训，采取提供培训机会等手段留住人才。因此，中国可与此类国家学术机构和专家分享国内在基层卫生人力资源开发和激励方面的经验，为偏远地区的卫生机构培养护士和助产士，提升整体服务能力，并通过开展社区动员的方式，引入以绩效为基础的激励机制。

2. 加强科研合作与学术交流

20 世纪 90 年代，中国妇幼保健专家和医学院校在决策、调研、培训、指导基层、项目监督和外部评估及妇幼卫生专业建设上，发挥了积极的保障和推动作用。中国可以与此类国家的学术机构、医学院校及民间团体开展教学、科研合作和人员交流活动。应充分发挥国内优质教育资源的优势，推动医学院校间的合作机制建设，派遣国内医学院校师资赴当地开展培训和现场教学、学术交流以及科研等活动，促进当地医学教育发展。

3. 开展消除母婴保健服务文化障碍的经验交流

“一带一路”沿线中亚地区和西亚、北非地区的大部分国家信仰伊斯兰教，由此影响了母婴保健服务的利用。针对此情况，卫生体系通过适应性改变，对医疗服务过程中的形式和环境进行相应改变，从而促进人们对母婴保健服务的利用。比如在中国穆斯林聚居的区域，主麻日时请阿訇宣传新法接生的好处，督促助产人员参加培训班等等，都是行之有效的办法。

（三）与母婴健康水平较高的国家开展以卫生教育、卫生体制和政策交流为主要内容的卫生合作

大多数 CIS 独联体国家整体健康水平和卫生事业发展情况良好。中国应加强与此类国家在母婴健康领域的交流与教育活动，推动建立学术机构、高等院校间的人才培养和科研合作机制。同时，分享中国在卫生政策制定和卫生体制改革中的经验，与此类国家开展卫生政策研究和交流活动，最大限度发挥出中国经验的影响力。

附件一 “一带一路”国家健康状况基本指标

东亚、中亚国家健康水平指标

区域		东亚		中亚五国				
国家或地区		中国	蒙古	哈萨克斯坦	乌兹别克斯坦	吉尔吉斯斯坦	塔吉克斯坦	土库曼斯坦
健康水平指标	人均期望寿命（岁）2015	76	69	71	71	71	71	68
	人均寿命（岁）2016	73.5	68.5	67	68.3	67.7	67.5	65
	孕产妇死亡率（每十万出生人口）2015	27	44	12	36	76	32	42
	产前保健率（%）2008—2016	96	99	99	—	98	79	—
	新生儿死亡率（每千出生人口）2016	5	10	6	14	12	20	22
	婴儿死亡率（每千出生人口）2016	9	15	10	21	19	37	43
	5 岁以下儿童死亡率（每千出生人口）2016	10	18	11	24	21	43	51
	低出生体重婴儿比例（%）2007—2013	2	5	6	—	6	—	5
	营养不良发生率（占人口百分比）2010	12	21	3	9	8	38	5
	营养不良发生率（占人口百分比）2016	9	19	3	7	7	—	6

续表

区域		东亚		中亚五国				
国家或地区		中国	蒙古	哈萨克斯坦	乌兹别克斯坦	吉尔吉斯斯坦	塔吉克斯坦	土库曼斯坦
健康水平指标	5 岁以下儿童超重率（%）2009—2018	6.6	6.7	13.3	—	—	—	—
	成人死亡率(男性)（每千人）2016	92	294	295	180	247	164	246
	成人死亡率（女性）（每千人）2016	67	127	117	101	108	103	131
	青春期生育率（每千名 15~19 岁女性生育数）2016	7	24	28	17	39	37	25
	总和生育率（女性人均生育数）2016	1.6	2.8	2.7	2.5	3.1	3.4	2.9
	结核患病率（每十万人）2016	64	183	67	76	145	85	60
	艾滋病病毒感染率（占人口百分比）2016	—	0.1	0.2	—	0.2	0.3	—
	NCDs 占死亡人口总数比例（%）2014	87	79	84	79	80	62	76
	四种主要的 NCDs 造成成年人早死（30~70 岁）的死亡比例（%）2014	19	32	34	31	28	29	41

东南亚国家健康水平指标

区域		东南亚十一国										
国家或地区		越南	老挝	柬埔寨	泰国	缅甸	马来西亚	新加坡	印度尼西亚	文莱	菲律宾	东帝汶
健康水平指标	人均期望寿命（岁）2015	76	66	68	75	66	75	83	69	77	69	69
	人均寿命（岁）2016	75.2	67.5	63.1	74.1	65.2	74.2	81.1	69.4	78	68.7	62.5
	孕产妇死亡率（每十万出生人口）2015	67	197	170	20	178	40	10	126	23	220	557
	产前保健率（%）2008—2016	96	54	95	98	83	98	—	95	99	95	84
	新生儿死亡率（每千出生人口）2016	12	29	16	7	25	4	1	14	4	13	22
	婴儿死亡率（每千出生人口）2016	17	49	26	11	40	7	2	22	9	22	42
	5 岁以下儿童死亡率（每千出生人口）2016	22	64	31	12	51	8	3	26	10	27	50
	低出生体重婴儿比例（%）2007—2013	5	15	11	11	9	11	10	11	12	16	—
	营养不良发生率（占人口百分比）2010	14	21	19	9	17	4	—	13	3	13	29
	营养不良发生率（占人口百分比）2016	11	17	19	9	11	3	—	8	3	14	27
	5 岁以下儿童超重率（%）2009—2018	—	—	1.9	—	—	—	—	12.3	—	—	—

续表

区域		东南亚十一国										
	国家或地区	越南	老挝	柬埔寨	泰国	缅甸	马来西亚	新加坡	印度尼西亚	文莱	菲律宾	东帝汶
健康水平指标	成人死亡率（男性）（每千人）2016	181	214	205	202	225	157	63	204	102	261	172
	成人死亡率（女性）（每千人）2016	66	170	139	92	163	84	39	143	72	136	122
	青春期生育率（每千名15~19岁女性生育数）2016	29	63	50	52	29	13	4	48	11	60	46
	总和生育率（女性人均生育数）2016	2	2.7	2.6	1.5	2.2	2	1.2	2.4	1.9	2.9	5.5
	结核患病率（每十万人）2016	133	175	345	172	361	92	51	391	66	554	498
	艾滋病病毒感染率（占人口百分比）2016	0.4	0.3	0.6	1.1	0.8	0.4	—	0.4	—	0.1	—
	NCDs 占死亡人口总数比例（%）2014	73	48	52	71	59	73	76	71	80	67	44
	四种主要的 NCDs 造成成年人早死（30~70 岁）的死亡比例（%）2014	17	24	18	16	24	20	10	23	17	28	24

南亚国家健康水平指标

区域		南亚八国							
国家或地区		印度	巴基斯坦	孟加拉国	阿富汗	斯里兰卡	马尔代夫	尼泊尔	不丹
健康水平指标	人均期望寿命（岁）2015	68.3	66.3	72.2	63.3	75.0	77.1	69.9	69.8
	人均寿命（岁）2016	65.4	65.4	68.9	48.7	74.9	76.8	68.8	67.2
	孕产妇死亡率（每十万出生人口）2015	174	178	176	396	30	68	258	148
	产前保健率（%）2008—2015	75.2（2008）	73.1（2013）	63.9（2014）	58.6（2015）	99.4（2007）	99.1（2009）	68.3（2014）	97.9（2012）
	新生儿死亡率（每千出生人口）2016	25.4	45.6	20.1	40	5.3	4.8	21.1	18.1
	婴儿死亡率（每千出生人口）2016	34.6	64.2	28.2	53.2	8	7.3	28.4	26.8
	5岁以下儿童死亡率（每千出生人口）2016	43	78.8	34.2	70.4	9.4	8.5	34.5	32.4
	低出生体重婴儿比例（%）2006—2011	28（2006）	32（2007）	22（2006）	—	17（2007）	11（2009）	17.8（2011）	9.9（2010）
	营养不良发生率（占人口百分比）2010	18	21	17	22	14	12	10	—
	营养不良发生率（占人口百分比）2016	15	21	15	30	11	11	10	—

续表

区域		南亚八国							
国家或地区		印度	巴基斯坦	孟加拉国	阿富汗	斯里兰卡	马尔代夫	尼泊尔	不丹
健康水平指标	5 岁以下儿童超重率（%）2009—2018	—	—	—	—	—	—	—	7.6
	成人死亡率（男性）（每千人）2016	—	178	148	245	196	78	171	204
	成人死亡率（女性）（每千人）2016	139	140	107	202	73	55	130	204
	青春期生育率（每千名 15~19 岁女性生育数）2016	25	38	84	69	15	6	62	22
	总和生育率（女性人均生育数）2016	2.3	3.5	2.1	4.6	2	2.1	2.1	2.1
	结核患病率（每十万人）2016	211	268	221	189	65	49	154	178
	艾滋病病毒感染率（占人口百分比）2016	0.3	0.1	0.1	0.1	0.1	—	0.2	—
	NCDs 占死亡人口总数比例（%）2014	53	50	59	37	75	81	60	55
	四种主要的 NCDs 造成成年人早死（30~70 岁）的死亡比例（%）2014	—	21	18	31	18	16	22	21

西亚、北非国家健康水平指标

区域		西亚、北非十五国														
国家或地区		土耳其	伊朗	叙利亚	伊拉克	阿联酋	沙特阿拉伯	卡塔尔	巴林	科威特	黎巴嫩	阿曼	也门	约旦	以色列	埃及
健康水平指标	人均期望寿命（岁）2015	75	76	70	70	77	75	78	77	75	79	77	65	74	82	71
	人均寿命（岁）2016	74	73	75.9	69	76.5	73.9	78.4	75.1	74.6	72.6	73	65.5	73.4	81.6	73.2
	孕产妇死亡率（每十万出生人口）2015	16	25	68	35	6	14	13	17	2	15	12	150	19	5	52
	产前保健率（%）2008—2016	97	97	88	78	—	97	91	—	—	—	99	60	99	—	90
	新生儿死亡率（每千出生人口）2016	7	10	9	18	4	7	4	3	4	5	5	27	11	2	13
	婴儿死亡率（每千出生人口）2016	11	13	14	26	7	11	7	7	7	7	9	43	15	3	19
	5岁以下儿童死亡率（每千出生人口）2016	13	15	18	31	8	13	9	8	8	8	11	55	18	4	23
	低出生体重婴儿比例（%）2007—2013	11	8	10	13	6	9	8	10	8	12	10	32	13	8	13

续表

区域		西亚、北非十五国														
国家或地区		土耳其	伊朗	叙利亚	伊拉克	阿联酋	沙特阿拉伯	卡塔尔	巴林	科威特	黎巴嫩	阿曼	也门	约旦	以色列	埃及
健康水平指标	营养不良发生率（占人口百分比）2010	3	6	—	27	6	7	—	—	3	4	5	26	4	3	5
	营养不良发生率（占人口百分比）2016	3	5	—	28	3	6	—	—	3	11	5	34	14	3	5
	5 岁以下儿童超重率（%）2009—2018	11.1	—	17.9	11.4	—	—	—	—	6.0	—	4.4	2.5	4.7	—	15.7
	成人死亡率（男性）（每千人）2016	138	100	270	195	79	96	65	73	93	69	107	243	126	—	186
	成人死亡率（女性）（每千人）2016	70	61	79	128	56	77	46	58	57	49	68	195	91	—	109
	青春期生育率（每千名 15~19 岁女性生育数）2016	27	26	40	80	28	8	10	13	9	12	8	62	23	10	51
	总和生育率（女性人均生育数）2016	2.1	1.7	2.9	4.4	1.7	2.5	1.9	2	2	1.7	2.7	4	3.4	3.1	3.3

	结核患病率（每十万人）2016	18	14	21	43	1	10	23	12	24	12	9	48	6	4	1
	艾滋病病毒感染率（占人口百分比）2016	—	0.1	—	—	—	0.1	0.1	0.1	0.1	0.1	—	0.1	0.1	—	0.1
	NCDs 占死亡人口总数比例（%）2014	86	76	46	62	65	78	69	78	73	85	68	39	76	86	85
	四种主要的 NCDs 造成成年人早死（30~70 岁）的死亡比例（%）2014	18	17	19	24	19	17	14	13	12	12	18	23	20	9	25

中东欧国家健康水平指标（一）

区域		中东欧十六国							
国家或地区		波兰	立陶宛	爱沙尼亚	拉脱维亚	捷克	斯洛伐克	匈牙利	斯洛文尼亚
健康水平指标	人均期望寿命（岁） 2015	78.2	75.1	77.1	74.1	79.5	77.2	76.0	81.1
	人均寿命（岁） 2016	76.1	72.2	74.8	73.3	77.7	75.4	74.4	79.3
	孕产妇死亡率（每十万出生人口） 2015	3	10	9	18	4	6	17	9
	产前保健率（%） 1993—2004	—	100 （2004）	—	91.8 （2004）	99 （1993）	96.9 （2004）	—	99.5 （2004）
	新生儿死亡率（每千出生人口） 2016	2.8	2.5	1.3	2.4	1.6	3	2.8	1.3
	婴儿死亡率（每千出生人口） 2016	4	4.3	2.3	3.9	2.5	4.9	4.4	1.8
	5岁以下儿童死亡率（每千出生人口） 2016	4.7	5.3	2.9	4.6	3.2	5.9	5.2	2.3
	低出生体重婴儿比例（%） 2012	5.7	4.8	4.6	4.6	8	7.9	8.6	6
	营养不良发生率（占人口百分比） 2010	3	3	3	3	3	4	3	3
	营养不良发生率（占人口百分比） 2016	3	3	3	3	3	3	3	3
	5岁以下儿童超重率（%） 2009—2018	—	—	—	—	—	—	—	—

	成人死亡率（男性）（每千人） 2016	—	—	—	—	—	—	—	—
	成人死亡率（女性）（每千人） 2016	—	—	—	—	—	—	—	—
	青春期生育率（每千名15~19岁女性生育数） 2016	13	11	13	14	10	22	20	4
	总和生育率（女性人均生育数） 2016	1.3	—	1.6	1.7	1.6	1.4	1.4	1.6
	结核患病率（每十万人） 2016	18	53	16	37	5	6	9	7
	艾滋病病毒感染率（占人口百分比） 2016	—	0.2	—	0.7	0.1	0.1	—	0.1
	NCDs占死亡人口总数比例（%） 2014	90	89	92	93	90	90	93	88
	四种主要的NCDs造成成年人早死（30~70岁）的死亡比例（%） 2014	20	22	18	24	17	19	24	13

中东欧国家健康水平指标（二）

区域		中东欧十六国							
国家或地区		克罗地亚	波斯尼亚和黑塞哥维那	黑山	塞尔维亚	阿尔巴尼亚	罗马尼亚	保加利亚	马其顿
健康水平指标	人均期望寿命（岁）2015	77.3	76.6	76.9	75.5	78.2	75.0	74.5	75.5
	人均寿命（岁）2016	76.6	75.7	74.6	74.5	76.9	74	73.4	74.8
	孕产妇死亡率（每十万出生人口）2015	8	11	7	17	29	31	11	8
	产前保健率（%）2004—2014	100（2012）	87（2012）	91.7（2013）	98.3（2014）	97.3（2009）	93.5（2004）	—	98.6（2011）
	新生儿死亡率（每千出生人口）2016	2.9	4.7	2.4	3.7	6.2	4.3	3.8	8.3
	婴儿死亡率（每千出生人口）2016	4	5.2	3.5	5.1	12	7.7	6.5	10.7
	5岁以下儿童死亡率（每千出生人口）2016	4.7	6	3.8	5.8	13.5	9	7.6	12.2
	低出生体重婴儿比例（%）2009—2012	4.95（2011）	4.5（2012）	5.1（2012）	6.1（2011）	3.6（2009）	8.4（2012）	8.8（2011）	5.5（2011）
	营养不良发生率（占人口百分比）2010	3	3	3	6	8	3	6	4

营养不良发生率（占人口百分比）2016	3	3	3	6	6	3	3	4
5 岁以下儿童超重率（%）2009—2018	—	—	—	15.6	—	—	—	—
成人死亡率（男性）（每千人）2016	130	125	123	149	79	184	—	125
成人死亡率（女性）（每千人）2016	55	64	65	77	50	79	—	67
青春期生育率（每千名 15~19 岁女性生育数）2016	9	10	12	19	21	34	40	17
总和生育率（女性人均生育数）2016	1.4	1.4	1.7	1.5	1.7	1.6	1.5	1.5
结核患病率（每十万人）2016	12	32	16	19	16	74	27	16
艾滋病病毒感染率（占人口百分比）2016	0.1	—	0.1	0.1	0.1	0.1	0.1	0.1
NCDs 占死亡人口总数比例(%)2014	93	91	92	95	89	92	94	95
四种主要的 NCDs 造成成年人早死(30~70 岁)的死亡比例(%)2014	18	18	22	25	19	23	24	22

大洋洲国家健康水平指标

区域		大洋洲										
国家或地区		新西兰	巴布亚新几内亚	萨摩亚	纽埃	斐济	密克罗尼西亚联邦	库克群岛	汤加	瓦努阿图	所罗门群岛	基里巴斯
健康水平指标	人均期望寿命（岁）2015	81.5	63.5	72.7	—	67.1	67.3	—	70.5	69.9	72.2	67.3
	孕产妇死亡率（每十万出生人口）2015	10	151	45	—	35	95	—	54	76	112	97
	产前保健率（%）1994—2019	95（1994）	76.1（2018）	93（2014）	—	100（2008）	80（2008）	—	98（2019）	76（2013）	89（2015）	82.9（2019）
	新生儿死亡率（每千出生人口）2016	3	23.3	9	—	10.2	17	—	7.5	12.4	9.1	23.4
	婴儿死亡率（每千出生人口）2016	4.4	38.8	14.1	—	20.9	26.9	—	14.5	23.5	18.4	43.5
	5岁以下儿童死亡率（每千出生人口）2016	5.3	49	16.4	—	24.7	32.5	—	16.8	28	21.6	55.8
	低出生体重婴儿比例（%）2015	5.7	—	—	—	—	—	—	—	10.9	—	—

	营养不良发生率（占人口百分比）2018	3	—	3	—	4	—	—	—	10	13	3
	5 岁以下儿童超重率（%）2004—2019	—	13.7（2010）	8.7（2019）	—	5.1（2004）	—	—	11.2（2019）	4.9（2013）	4.5（2015）	2.1（2018）
	成人死亡率（男性）（每千人）2019	—	249	137	—	256	177	—	212	150	162	233
	成人死亡率（女性）（每千人）2019	—	185	80	—	173	145	—	119	101	124	151
	青春期生育率（每千名 15~19 岁女性生育数）2019	18	51	23	—	49	13	—	14	48	79	15
	总和生育率（女性人均生育数）2019	1.7	3.5	3.8	—	2.8	3.0	—	3.5	3.7	4.4	3.5

续表

区域		大洋洲										
国家或地区		新西兰	巴布亚新几内亚	萨摩亚	纽埃	斐济	密克罗尼西亚联邦	库克群岛	汤加	瓦努阿图	所罗门群岛	基里巴斯
健康水平指标	结核患病率（每十万人）2019	8	432	11	—	66	100	—	11	41	66	436
	艾滋病病毒感染率（占人口百分比）2019	0.1	0.9	—	—	0.2	—	—	—	—	—	—
	NCDs 占死亡人口总数比例（%）2014	90	62	82	—	85	79	—	79	74	67	73
	四种主要的 NCDs 造成成年人早死（30~70 岁）的死亡比例（%）2014	10.3	30.6	31.2	—	37.7	46.3	—	24.8	39.7	39.2	50.8

CIS 独联体国家、其他国家以及世界健康水平指标

区域		CIS 独联体七国							非洲	其他国家		世界水平
国家或地区		俄罗斯	乌克兰	白俄罗斯	格鲁吉亚	阿塞拜疆	亚美尼亚	摩尔多瓦	肯尼亚	希腊	塞浦路斯	
健康水平指标	人均期望寿命（岁）2015	71.0	71.2	73.6	73.0	71.8	74.2	71.4	67.0	81.0	80.0	72
	人均寿命（岁）2016	68.8	68.5	70.3	73.7	70.7	74.2	69.3	—	—	—	—
	孕产妇死亡率（每十万出生人口）2015	12	24	4	36	25	25	23	510	3	7	216
	产前保健率（%）2010—2012	—	98.6（2012）	99.7（2012）	97.6（2010）	91.7（2011）	99.1（2010）	98.8（2012）	—	—	—	—
	新生儿死亡率（每千出生人口）2016	3	5.4	1.5	7.1	18.1	7.4	11.9	23	2	1	19
	婴儿死亡率（每千出生人口）2016	7	7.8	2.9	9.5	27.2	11.9	13.7	36	3	2	31
	5 岁以下儿童死亡率（每千出生人口）2016	8	9.1	3.9	10.7	30.9	13.4	15.9	49	4	3	41

续表

区域		CIS 独联体七国							非洲	其他国家		世界水平
国家或地区		俄罗斯	乌克兰	白俄罗斯	格鲁吉亚	阿塞拜疆	亚美尼亚	摩尔多瓦	肯尼亚	希腊	塞浦路斯	
	低出生体重婴儿比例（%）2006—2012	6	5.3（2011）	5.1（2011）	6.5（2012）	10（2006）	8（2010）	5.8（2012）	—	—	—	—
	营养不良发生率（占人口百分比）2010	3	3	3	8	3	6	14	24	3	4	12
	营养不良发生率（占人口百分比）2016	3	3	3	7	3	4	—	24	3	5	11
	5 岁以下儿童超重率（%）2009—2018	—	—	—	—	—	16.8（2009）	—	—	—	—	5.9（2018）
	成人死亡率（男性）（每千人）2016	—	—	—	224	173	174	241	258	89	67	180
	成人死亡率（女性）（每千人）2016	—	—	—	78	85	74	98	179	41	34	123
	青春期生育率（每千名 15~19 岁女性生育数）2016	23	25	18	47	53	24	23	82	7	5	45

	总和生育率（女性人均生育数）2016	1.8	1.5	1.7	2	1.9	1.6	1.2	3.9	1.3	1.3	2.4
	结核患病率（每十万人）2016	66	87	52	92	66	44	101	348	4	6	140
	艾滋病病毒感染率（占人口百分比）2016	—	0.9	0.4	0.5	0.1	0.2	0.6	5.4	—	—	0.8
	NCDs 占死亡人口总数比例（%）2014	86	90	89	93	84	92	89	27	91	90	—
	四种主要的 NCDs 造成成年人早死（30~70 岁）的死亡比例（%）2014	30	28	26	22	23	30	26	18	13	9	—

东亚、中亚国家健康影响因素

区域				东亚		中亚五国				
国家或地区				中国	蒙古	哈萨克斯坦	乌兹别克斯坦	吉尔吉斯斯坦	塔吉克斯坦	土库曼斯坦
健康影响因素指标	行为和生活方式	成人（15 岁以上）人均酒精消耗量（以纯酒精为单位）2010		15.1	15.1	26.2	12.2	11.3	30.3	11
		男性（15 岁以上）人均酒精消耗量（以纯酒精为单位）2010		18.7	20.8	31.8	13.1	13.6	31.1	11.6
		女性（15 岁以上）人均酒精消耗量（以纯酒精为单位）2010		7.6	6.2	18	9	7.4	28.3	8.4
		男性消耗酒精造成的健康后果（肝硬化的死亡率和酒精归因组分）2012	酒精使用障碍的患病率（%）	9.3	10.8	8.9	8.6	8.6	1.3	8.6
			酒精依赖的患病率（%）	4.5	4.8	5.5	5.3	5.3	0.7	5.3
			年龄标准化死亡率（每十万人，15+）	9.9	78.8	82.6	62.6	99.3	39.4	94.9
			酒精可归因组分（%）	73	71.7	70.8	57.6	47.3	44.7	47.9
		女性消耗酒精造成的健康后果（肝硬化的死亡率和酒精归因组分）2012	酒精使用障碍的患病率（%）	0.2	2.1	1.9	1.9	1.9	0.3	1.9
			酒精依赖的患病率（%）	0.1	0.9	1.4	1.3	1.3	0.1	1.3
			年龄标准化死亡率（每十万人，15+）	5.8	47.6	43.9	52.4	44.2	45.1	66.9
			酒精可归因组分（%）	59.8	59.8	65.6	51.8	54.8	48.9	49.6
		成人（15 岁以上）烟草使用率（%）2016		27.7	27.1	22.4	14.4	25.7	—	8.3
		成年男性（15 岁以上）烟草使用率（%）2016		52.1	49.1	—	42.40	26.8	48.2	—
		成年女性（15 岁以上）烟草使用率（%）2016		2.7	5.3	—	4.50	1.4	2.7	0.3

	环境因素	成人识字率（占15岁以上人口百分比）2016	95	98	100	—	—	—	—
		人均GDP（美元）2016	8 113	3 660	7 453	2 122	1 073	800	6 622
		人均GNI（美元）2016	8 260	3 550	8 710	2 220	1 100	1 110	6 670
		卫生总支出占国内生产总值百分比（%）2014	5.5	4.7	4.4	5.8	6.5	6.9	2.1
		人口密度（每平方千米）2016	147	2	7	75	32	63	12
		人口增长（%）2016	0.5	0.2	1.4	1.7	2	2.2	1.7
		60岁以上人口占人口总数的比例（%）2013	14	6	10	7	6	5	7
		65岁及65岁以上人口占总人口的比例（%）2016	10	4	7	4	4	3	4
	卫生服务因素	避孕措施普及率（占15~49岁女性比例）2010	89	55	—	—	—	—	—
		由专业卫生人员分娩比例（%）2010	100	99	99	100	98	88	—
		医院床位数（每千人）2010	3.6	5.8	—	4.4	—	—	—
		内科医生（每千人）2010	1.5	2.8	3.5	2.6	1.9	1.7	2.3
		护士和助产士（每千人）2010	1.5	3.6	8.3	12.6	6	4.5	4.8
		麻疹免疫接种率（占12~23个月年龄组的百分比）2016	99	98	99	99	97	97	99

东南亚国家健康影响因素

区域				东南亚十一国										
国家或地区				越南	老挝	柬埔寨	泰国	缅甸	马来西亚	新加坡	印度尼西亚	文莱	菲律宾	东帝汶
健康影响因素指标	行为和生活方式	成人（15岁以上）人均酒精消耗量（以纯酒精为单位）2010		17.2	15.2	14.2	23.8	8.9	10.5	3.9	7.1	4.3	12.3	8
		男性（15岁以上）人均酒精消耗量（以纯酒精为单位）2010		27.4	20.9	19.9	30.3	11.4	13.5	4.7	9.4	7.0	16.7	9.5
		女性（15岁以上）人均酒精消耗量（以纯酒精为单位）2010		0.9	6.2	5.7	5.2	1.1	2.8	2.4	1.7	0.7	5.2	2.6
		男性消耗酒精造成的健康后果（肝硬化的死亡率和酒精归因组分）2012	酒精使用障碍的患病率（%）	8.7	7.6	7.6	9.1	2.7	4.1	1.4	1.3	3.1	7.7	2.4
			酒精依赖的患病率（%）	5.9	5.0	5.0	3.4	1.3	1.8	0.7	1.3	1.4	5.2	1.2
			年龄标准化死亡率（每十万人，15+）	39.3	31.9	19.1	28.2	87.7	11.1	5.4	52.7	9.7	35.0	17.8
			酒精可归因组分（%）	71.7	72.6	65.4	67.2	20.0	30.8	32.2	16.0	16.6	66.7	17.0
		女性消耗酒精造成的健康后果（肝硬化的死亡率和酒精归因组分）2012	酒精使用障碍的患病率（%）	0.9	1.4	1.4	1.0	0.5	0.8	0.4	0.3	0.6	1.4	0.5
			酒精依赖的患病率（%）	0.1	0.7	0.7	0.3	0.2	0.4	0.2	0.2	0.3	0.7	0.2
			年龄标准化死亡率（每十万人，15+）	9.2	12.7	7.5	8.7	14.9	5.4	3.2	16.6	8.0	9.7	9.6
			酒精可归因组分（%）	37.7	51.2	50.0	40.5	29.2	28.6	37.6	30.7	26.7	49.6	31.4

	行为和生活方式	成人（15 岁以上）烟草使用率（%） 2016	22.5	27.9	21.8	20.7	26.1	22.8	—	—	18	22.7	48.6
		成年男性（15 岁以上）烟草使用率（%） 2016	15.5	45.3	50.8	33.6	40.5	43.8	43	—	64.9	32.6	40.3
		成年女性（15 岁以上）烟草使用率（%） 2016	0.6	1.1	7.1	11	2.2	8.4	1.4	—	2.1	2.3	5.1
	环境因素	成人识字率（占 15 岁以上人口百分比） 2016	—	—	—	96	—	93	96	—	—	—	58
		人均 GDP（美元） 2016	2 173	1925	1 230	5 899	1 269	9 360	52 961	3 604	26 424	2 924	2 102
		人均 GNI（美元） 2016	2 050	2 150	1 140	5 640	1 190	9 850	51 880	3 400	38 520	3 580	2 180
		卫生总支出占国内生产总值百分比（%） 2014	7.1	1.9	5.7	4.1	2.3	4.2	4.9	2.9	2.6	4.7	1.5
		人口密度（每平方千米） 2016	299	29	89	135	81	95	7 909	144	80	347	85
		人口增长（%） 2016	1.1	1.4	1.6	0.3	0.9	1.5	1.3	1.1	1.3	1.6	2.2
		60 岁以上人口占人口总数的比例（%） 2013	10	6	8	15	8	9	16	8	8	6	5
		65 岁及 65 岁以上人口占总人口的比例（%） 2016	7	4	4	11	6	6	12	5	4	5	4

续表

区域			东南亚十一国										
国家或地区			越南	老挝	柬埔寨	泰国	缅甸	马来西亚	新加坡	印度尼西亚	文莱	菲律宾	东帝汶
健康影响因素指标	卫生服务因素	避孕措施普及率（占 15~49 岁女性比例）2010	78	—	51	—	46	—	—	61	—	—	22
		由专业卫生人员分娩比例（%）2010	—	37	71	—	71	—	100	82	100	—	29
		医院床位数（每千人）2010	2	0.7	0.8	2.1	—	1.8	—	0.6	—	—	5.9
		内科医生（每千人）2010	0.7	0.3	0.2	0.4	0.5	1.2	1.7	0.1	1.4	—	0.1
		护士和助产士（每千人）2010	1.2	1	0.9	2.1	0.9	3.2	5.8	1.1	7.4	—	1.2
		麻疹免疫接种率（占 12~23 个月年龄组的百分比）2016	99	76	91	99	91	96	95	76	98	80	78

南亚国家健康影响因素

区域				南亚八国							
国家或地区				印度	巴基斯坦	孟加拉国	阿富汗	斯里兰卡	马尔代夫	尼泊尔	不丹
健康影响因素指标	行为和生活方式	成人（15 岁以上）人均酒精消耗量（以纯酒精为单位）2010		28.7	1.2	9	18.9	20.1	13.8	28.8	6.9
		男性（15 岁以上）人均酒精消耗量（以纯酒精为单位）2010		32.1	1.8	9.2	25.3	26.7	16.6	36.2	8.0
		女性（15 岁以上）人均酒精消耗量（以纯酒精为单位）2010		10.6	0.1	5.4	6.0	2.9	3.6	6.6	2.2
		男性消耗酒精造成的健康后果（肝硬化的死亡率和酒精归因组分）2012	酒精使用障碍的患病率（%）	4.5	0.5	1.3	0.6	5.6	3.2	2.5	2.7
			酒精依赖的患病率（%）	3.8	0.3	1.2	0.3	4.9	1.5	1.2	1.3
			年龄标准化死亡率（每十万人，15+）	39.5	37.4	29.1	26.4	37.3	7.0	32.2	34.4
			酒精可归因组分（%）	62.9	2.4	5.9	22.9	57.0	28.8	44.9	10.2
		女性消耗酒精造成的健康后果（肝硬化的死亡率和酒精归因组分）2012	酒精使用障碍的患病率（%）	0.6	0.1	0.3	0.1	0.6	0.7	0.5	0.5
			酒精依赖的患病率（%）	0.4	0.1	0.2	0.1	0.6	0.3	0.2	0.2
			年龄标准化死亡率（每十万人，15+）	19.6	33.0	24.5	19.0	5.3	6.5	22.5	28.3
			酒精可归因组分（%）	33.2	14.1	0.7	17.5	37.7	36.0	28.6	32.4

续表

区域			南亚八国							
国家或地区			印度	巴基斯坦	孟加拉国	阿富汗	斯里兰卡	马尔代夫	尼泊尔	不丹
健康影响因素指标	行为和生活方	成人(15岁以上)烟草使用率(%) 2016	14	12.4	26.2	—	15	—	18.5	7.4
		成年男性（15岁以上）烟草使用率（%） 2016	69.5	—	22.2	54.8	—	29.4	53.5	27
		成年女性（15岁以上）烟草使用率（%） 2016	9.6	—	2.1	1.3	—	0.1	8.9	10.3
	环境因素	成人识字率（占15岁以上人口百分比） 2016	—	—	73	—	—	—	—	—
		人均GDP（美元） 2016	1 709.592	1 443.625	1 358.779	561.779	3 835.395	10 118.061	729.122	2 773.547
		人均GNI（美元） 2016	1 670	1 500	1 330	570	3 780	10 630	730	2 510
		卫生总支出占国内生产总值百分比（%） 2014	4.7	2.6	2.8	8.2	3.5	13.7	5.8	3.6
		人口密度（每平方千米） 2016	445.371	250.627	1 251.837	53.083	338.112	1 391.64	202.182	20.929
		人口增长（%） 2016	1.1	2	1	2.5	1.1	2	1.1	1.2
		60岁以上人口占人口总数的比例（%） 2013	8	7	7	4	13	7	8	7
		65岁及65岁以上人口占总人口的比例（%） 2016	6	4	5	3	10	4	6	5

	卫生服务因素	避孕措施普及率（占 15~49 岁女性比例） 2010	—	—	—	22	—	—	—	66
		由专业卫生人员分娩比例（%） 2010	—	—	27	34	—	98	—	65
		医院床位数（每千人） 2010	—	0.6	—	0.4	—	—	—	—
		内科医生（每千人） 2010	0.7	0.9	0.4	0.2	0.7	1.6	—	0
		护士和助产士（每千人） 2010	1.5	0.6	0.2	—	1.8	5.6	—	0.2
		麻疹免疫接种率（占 12~23 个月年龄组的百分比） 2016	88	61	94	62	99	99	83	97

西亚、北非国家健康影响因素（一）

区域				西亚、北非十五国							
国家或地区				土耳其	伊朗	叙利亚	伊拉克	阿联酋	沙特阿拉伯	卡塔尔	巴林
健康影响因素指标	行为和生活方式	成人（15 岁以上）人均酒精消耗量（以纯酒精为单位）2010		17.3	24.8	16.3	9.1	32.8	3.9	22.7	21.2
		男性（15 岁以上）人均酒精消耗量（以纯酒精为单位）2010		19.7	26.9	21.5	12.7	34.4	4.3	24.1	23.6
		女性（15 岁以上）人均酒精消耗量（以纯酒精为单位）2010		8.2	17.8	2.9	2.1	17.8	2.7	11.1	13.9
		男性消耗酒精造成的健康后果（肝硬化的死亡率和酒精归因组分）2012	酒精使用障碍的患病率（%）	4.5	0.5	0.8	0.6	0.7	0.4	0.3	1.8
			酒精依赖的患病率（%）	1.3	0.3	0.3	0.3	0.3	0.4	0.2	0.4
			年龄标准化死亡率（每十万人，15+）	8.5	8.7	7.5	14.2	16.6	13.4	9.7	9.4
			酒精可归因组分（%）	22.3	12.3	14.2	7.8	41.1	2.8	24.6	13.5
		女性消耗酒精造成的健康后果（肝硬化的死亡率和酒精归因组分）2012	酒精使用障碍的患病率（%）	1.0	0.1	0.1	0.1	0.1	0.1	0.1	0.3
			酒精依赖的患病率（%）	0.4	0.1	<0.1	0.1	0.1	0.1	<0.1	0.1
			年龄标准化死亡率（每十万人，15+）	4.2	5.6	3.9	6.2	12.4	7.6	8.9	5.2
			酒精可归因组分（%）	10.6	9.9	20.1	8.5	14.8	8.8	13.1	15.6
		成人（15 岁以上）烟草使用率（%）2016		30.9	11	—	20.7	—	12.2	10.5	19.9
		成年男性（15 岁以上）烟草使用率（%）2016		10.8	43.7	20.8	—	38.00	28.00	23.70	21.30
		成年女性（15 岁以上）烟草使用率（%）2016		3.1	18.2	0.9	—	1.90	0.90	1.50	0.60

	成人识字率（占 15 岁以上人口百分比）2016	93	—	—	—	—	—	—	95
	人均 GDP（美元）2016	10 743	4 683	1 535	4 631	37 678	20 150	60 787	24 183
	人均 GNI（美元）2016	11 180	6 530	—	5 430	40 480	21 750	75 660	22 740
环境因素	卫生总支出占国内生产总值百分比（%）2014	5.4	6.9	3.2	5.5	3.6	4.7	2.2	5
	人口密度（每平方千米）2016	103	49	100	86	111	15	221	1 848
	人口增长（%）2016	1.6	1.1	-1.6	3	1.3	2.3	3.5	3.8
	60 岁以上人口占人口总数的比例（%）2013	11	8	6	5	1	5	2	3
	65 岁及 65 岁以上人口占总人口的比例（%）2016	8	5	4	3	1	3	1	2
卫生服务因素	避孕措施普及率（占 15~49 岁女性比例）2010	—	—	54	—	—	—	—	—
	由专业卫生人员分娩比例（%）2010	—	96	—	—	—	97	100	99
	医院床位数（每千人）2010	2.5	—	1.5	1.3	—	—	—	—
	内科医生（每千人）2010	1.7	0.9	1.5	0.6	1.5	2.4	3.9	0.9
	护士和助产士（每千人）2010	3	1.4	1.9	—	2.9	4.6	6	2.4
	麻疹免疫接种率（占 12~23 个月年龄组的百分比）2016	98	99	62	66	99	98	99	99

西亚、北非国家健康影响因素（二）

区域				西亚、北非十五国						
国家或地区				科威特	黎巴嫩	阿曼	也门	约旦	以色列	埃及
健康影响因素指标	行为和生活方式	成人（15 岁以上）人均酒精消耗量（以纯酒精为单位）2010		1.3	23.9	15.5	6.1	15.2	5.4	6
		男性（15 岁以上）人均酒精消耗量（以纯酒精为单位）2010		1.5	30.9	16.5	8.3	16.5	6.9	8.6
		女性（15 岁以上）人均酒精消耗量（以纯酒精为单位）2010		0.5	11.1	11.7	1.9	10.9	2.9	0.9
		男性消耗酒精造成的健康后果（肝硬化的死亡率和酒精归因组分）2012	酒精使用障碍的患病率（%）	0.5	1.4	0.5	0.5	0.6	8.5	0.4
			酒精依赖的患病率（%）	0.3	0.6	0.3	0.3	0.3	5.4	0.2
			年龄标准化死亡率（每十万人，15+）	2.7	8.2	29.3	31.7	20.1	5.3	122.3
			酒精可归因组分（%）	3.6	17.3	9.0	3.7	7.9	28.2	4.3
		女性消耗酒精造成的健康后果（肝硬化的死亡率和酒精归因组分）2012	酒精使用障碍的患病率（%）	0.1	0.1	0.1	0.1	0.1	1.9	<0.1
			酒精依赖的患病率（%）	0.1	<0.1	0.1	0.1	0.1	1.3	<0.1
			年龄标准化死亡率（每十万人，15+）	4.1	3.6	20.3	23.2	11.2	3.1	67.8
			酒精可归因组分（%）	24.5	19.6	10.6	10.2	13.2	42.2	8.4
		成人（15 岁以上）烟草使用率（%）2016		20.5	—	7	13.3	—	19.8	20.9
		成年男性（15 岁以上）烟草使用率（%）2016		33.40	39.20	43.00	14.70	20.70	—	27.30
		成年女性（15 岁以上）烟草使用率（%）2016		7.00	3.30	34.00	0.20	6.00	18.00	12.60

	环境因素	成人识字率（占 15 岁以上人口百分比） 2016	94	—	87	—	93	—	72
		人均 GDP（美元） 2016	26 005	11 309	14 982	938	5 554	37 262	3 685
		人均 GNI（美元） 2016	41 680	7 680	18 080	1 040	3 920	36 190	3 460
		卫生总支出占国内生产总值百分比（%） 2014	3	6.4	3.5	5.6	7.5	7.8	5.6
		人口密度（每平方千米） 2016	227	587	14	52	107	395	96
		人口增长（%） 2016	2.9	2.6	5.2	2.5	3.2	2	2
		60 岁以上人口占人口总数的比例（%） 2013	4	12	4	5	5	15	9
		65 岁及 65 岁以上人口占总人口的比例（%） 2016	2	8	2	3	4	11	5
	卫生服务因素	避孕措施普及率（占 15~49 岁女性比例） 2010	—	—	—	—	53	—	—
		由专业卫生人员分娩比例（%） 2010	99	—	99	—	99	—	—
		医院床位数（每千人） 2010	—	—	—	0.7	1.8	3.5	1.7
		内科医生（每千人） 2010	2.4	2.7	2.0	—	2.5	3.4	2.8
		护士和助产士（每千人） 2010	6.4	2	4.4	0.7	3.9	4.8	3.5
		麻疹免疫接种率（占 12~23 个月年龄组的百分比） 2016	93	79	99	70	96	97	95

中东欧国家健康影响因素（一）

区域				中东欧十六国							
国家或地区				波兰	立陶宛	爱沙尼亚	拉脱维亚	捷克	斯洛伐克	匈牙利	斯洛文尼亚
健康影响因素指标	行为和生活方式	成人（15 岁以上）人均酒精消耗量（以纯乙醇为单位）2010		24.2	23.6	15.7	18.1	14.6	19.8	16.3	17.2
		男性（15 岁以上）人均酒精消耗量（以纯酒精为单位）2010		31.5	33.3	22.9	26.5	20.2	28.8	23.8	22.4
		女性（15 岁以上）人均酒精消耗量（以纯酒精为单位）2010		14.0	13.5	8.7	10.1	9.0	10.0	9.1	11.2
		男性消耗酒精造成的健康后果（肝硬化的死亡率和酒精归因组分）2012	酒精使用障碍的患病率（%）	14.5	16.7	18.6	14.3	8.5	19.1	31.0	19.7
			酒精依赖的患病率（%）	7.7	8.9	9.9	7.6	4.5	10.2	16.5	10.5
			年龄标准化死亡率（每十万人，15+）	28.8	53.9	21.8	29.1	23.7	39.3	57.0	41.9
			酒精可归因组分（%）	76.5	50.6	39.6	43.8	77.7	78.2	76.9	72.2
		女性消耗酒精造成的健康后果（肝硬化的死亡率和酒精归因组分）2012	酒精使用障碍的患病率（%）	2.6	3.0	3.2	2.5	1.3	2.1	6.0	3.8
			酒精依赖的患病率（%）	1.4	1.6	1.7	1.3	0.7	1.1	3.2	2.0
			年龄标准化死亡率（每十万人，15+）	10.4	19.7	10.9	11.1	9.4	12.0	16.8	13.2
			酒精可归因组分（%）	59.0	74.1	71.3	72.4	72.3	67.1	66.7	60.7

		指标								
	行为和生活方式	成人（15 岁以上）烟草使用率（%）2016	25	24.9	29.4	37.6	24.1	36	27.5	24
		成年男性（15 岁以上）烟草使用率（%）2016	32.00	40.30	39.40	53.60	27.30	40.4	33.4	26.8
		成年女性（15 岁以上）烟草使用率（%）2016	19.00	12.30	2.70	22.30	21.10	31.7	22.2	21.1
	环境因素	成人识字率（占 15 岁以上人口百分比）2016	—	—	—	—	—	—	—	—
		人均 GDP（美元）2016	12 421.319	14 879.68	17 727.493	14 064.661	18 491.94	16 535.917	12 814.95	21 652.278
		人均 GNI（美元）2016	12 690	14 750	17 750	14 570	17 540	16 810	12 570	21 620
		卫生总支出占国内生产总值百分比（%）2014	6.3	6.5	6.4	5.9	7.4	8.1	7.4	0
		人口密度（每平方千米）2016	123.936	45.847	31.056	31.528	136.791	112.896	108.45	102.525
		人口增长（%）2016	0	−1.4	0	−1	0.2	0.2	−0.3	0.1
		60 岁以上人口占人口总数的比例（%）2013	21	21	24	24	24	19	24	24
		65 岁及 65 岁以上人口占总人口的比例（%）2016	16	19	19	20	19	15	18	19

续表

区域			中东欧十六国							
国家或地区			波兰	立陶宛	爱沙尼亚	拉脱维亚	捷克	斯洛伐克	匈牙利	斯洛文尼亚
健康影响因素指标	卫生服务因素	避孕措施普及率（占15~49岁女性比例）2010	—	—	—	—	—	—	—	—
		由专业卫生人员分娩比例（%）2010	100	100	99	99	100	99	99	100
		医院床位数（每千人）2010	6.6	6.8	5.3	5.3	7	6.4	7.2	4.6
		内科医生（每千人）2010	2.2	3.9	3.2	3.1	3.6	—	2.9	2.4
		护士和助产士（每千人）2010	5.8	7.6	6.4	5.2	8.5	6.7	6.4	8.2
		麻疹免疫接种率（占12~23个月年龄组的百分比）2016	96	94	93	93	98	95	99	92

中东欧国家健康影响因素（二）

区域				中东欧十六国							
国家或地区				克罗地亚	波斯尼亚和黑塞哥维那	黑山	塞尔维亚	阿尔巴尼亚	马尼亚	保加利亚	马其顿
健康影响因素指标	行为和生活方式	成人（15岁以上）人均酒精消耗量（以纯酒精为单位）2010		15.1	12.3	13.4	19	13	21.3	16.9	11.7
		男性（15岁以上）人均酒精消耗量（以纯酒精为单位）2010		19.3	19.1	18.7	27.0	17.4	30.7	24.3	14.8
		女性（15岁以上）人均酒精消耗量（以纯酒精为单位）2010		10.1	3.0	7.0	9.9	7.3	10.9	8.7	7.1
		男性消耗酒精造成的健康后果（肝硬化的死亡率和酒精归因组分）2012	酒精使用障碍的患病率（%）	8.6	8.6	8.6	8.7	8.6	3.8	12.0	8.6
			酒精依赖的患病率（%）	5.6	5.5	5.5	5.5	5.5	2.0	6.4	5.5
			年龄标准化死亡率（每十万人，15+）	37.7	24.0	—	16.3	6.6	65.0	29.4	16.6
			酒精可归因组分（%）	76.1	67.5	—	77.0	61.6	77.8	74.8	63.8
		女性消耗酒精造成的健康后果（肝硬化的死亡率和酒精归因组分）2012	酒精使用障碍的患病率（%）	1.9	1.9	1.9	1.9	1.9	1.1	2.3	1.9
			酒精依赖的患病率（%）	1.4	1.4	1.4	1.3	1.4	0.6	1.2	1.4
			年龄标准化死亡率（每十万人，15+）	8.1	9.1	—	3.8	8.9	29.8	7.4	4.4
			酒精可归因组分（%）	64.0	45.3	—	59.5	52.1	60.9	59.2	49.7
		成人（15岁以上）烟草使用率（%）2016		31.1	33.6	31	40.2	—	26.7	—	—

续表

区域			中东欧十六国							
国家或地区			克罗地亚	波斯尼亚和黑塞哥维那	黑山	塞尔维亚	阿尔巴尼亚	马尼亚	保加利亚	马其顿
健康影响因素指标	行为和生活方式	成年男性（15 岁以上）烟草使用率（%）2016	35.3	39.9	35	44.3	44.7	37.4	—	—
		成年女性（15 岁以上）烟草使用率（%）2016	27.1	27.3	27	36.2	4.2	16.2	—	30
	环境因素	成人识字率（占 15 岁以上人口百分比）2016	—	—	—	99	—	—	—	—
		人均 GDP（美元）2016	12 160.111	4 808.405	7 023.54	5 426.898	4 124.982	9 519.877	7 469.025	5 237.148
		人均 GNI（美元）2016	12 140	4 940	7 120	5 310	4 180	9 480	7 580	4 980
		卫生总支出占国内生产总值百分比（%）2014	7.8	9.6	6.4	10.4	5.9	5.6	8.4	6.5
		人口密度（每平方千米）2016	74.528	68.688	46.303	80.693	104.967	85.645	65.658	82.522
		人口增长（%）2016	−1.2	−0.3	0	−0.5	−0.1	−0.6	−0.7	0.1
		60 岁以上人口占人口总数的比例（%）2013	25	21	19	21	15	21	26	18
		65 岁及 65 岁以上人口占总人口的比例（%）2016	19	16	14	17	13	17	20	13

	卫生服务因素	避孕措施普及率（占15~49岁女性比例） 2010	—	—	—	61	—	—	—	—
		由专业卫生人员分娩比例（%） 2010	100	100	—	100	—	100	100	100
		医院床位数（每千人） 2010	5.6	3.5	4	—	—	6.3	6.5	4.6
		内科医生（每千人） 2010	2.9	1.7	2.0	2.5	1.3	2.5	3.8	2.7
		护士和助产士（每千人） 2010	6.2	5.6	5.7	5.3	—	6	5.2	4.8
		麻疹免疫接种率（占12~23个月年龄组的百分比） 2016	90	83	47	82	96	86	92	82

大洋洲国家健康影响因素

区域				大洋洲										
国家或地区				新西兰	巴布亚新几内亚	萨摩亚	纽埃	斐济	密克罗尼西亚联邦	库克群岛	汤加	瓦努阿图	所罗门群岛	基里巴斯
健康影响因素指标	行为和生活方式	成人（15 岁以上）人均酒精消耗量（以纯酒精为单位）2018		10.6	1.4	2.7	–	3.3	2.5	–	0.8	2.3	1.8	0.5
		男性（15 岁以上）人均酒精消耗量（以纯酒精为单位）2018		16.4	2.3	4.3	–	5.5	4.1	–	1.3	3.7	3.0	0.8
		女性（15 岁以上）人均酒精消耗量（以纯酒精为单位）2018		5.19	0.47	0.88	–	1.11	0.84	–	0.28	0.77	0.63	0.16
		男性消耗酒精造成的健康后果（肝硬化的死亡率和酒精归因组分）2016	酒精使用障碍的患病率（%）	5.6	8.8	8.8	8.9	8.9	8.6	8.9	8.8	8.8	8.7	8.9
			酒精依赖的患病率（%）	1.9	5.1	5.2	5.2	5.3	5.0	5.2	5.1	5.1	5.1	5.3
			年龄标准化死亡率（每十万人，15+）	4.9	45	20.5	–	1.6	23.3	–	23.7	16.2	19	34.5
			酒精可归因组分（%）	74.5	24.2	40.4	–	45.5	40.2	–	30	20.2	27.3	13.4
		女性消耗酒精造成的健康后果（肝硬化的死亡率和酒精归因组分）2016	酒精使用障碍的患病率（%）	2.5	1.8	1.8	1.8	1.8	1.8	1.8	1.8	1.8	1.7	1.8
			酒精依赖的患病率（%）	0.9	0.7	0.7	0.7	0.7	0.7	0.7	0.7	0.7	0.7	0.7
			年龄标准化死亡率（每十万人，15+）	2	19.8	7.3	–	0.8	15.9	–	10.1	8.5	9.1	16.8
			酒精可归因组分（%）	61.2	15.5	19.4	–	20.2	20.4	–	16.5	14.5	16.2	12.5
		成人（15 岁以上）烟草使用率（%）2018		14.8	–	28.9	–	26.7	–	–	30.2	24.1	37.9	52.0

	指标											
	成年男性（15 岁以上）烟草使用率（%）2018	16	–	41	–	42	–	–	48	45	56	69
	成年女性（15 岁以上）烟草使用率（%）2018	14	–	17	–	11	–	–	12	3	20	36
环境因素	成人识字率（占 15 岁以上人口百分比）2009—2018	–	62（2010）	99（2018）	–	99（2017）	–	–	99（2018）	88（2018）	77（2009）	–
	人均 GDP（美元）2020	37 922.2	2 346.8	3 738.3	–	3 808.2	2 733.0（2019）	–	4 355.0（2019）	2 539.6	1 632.5	1 807.6
	人均 GNI（美元）2010—2020	37 306.3（2019）	1 803.2（2010）	3 459.6（2010）	–	3 539.3（2010）	2 987.9（2010）	–	3 642.7（2010）	2 504.2（2020）	1 669.9（2020）	3 440.7（2018）
	卫生总支出占国内生产总值的比例（%）2018	9.21	2.37	5.21	–	3.42	12.59	–	5.10	3.37	4.47	12.11
	人口密度（每平方千米）2018	19	19	69	–	48	161	–	143	24	23	143
	人口增长（%）2020	2.1	1.9	0.7	–	0.7	1.1	–	1.1	2.4	2.5	1.6
	65 岁及 65 岁以上人口占总人口的比例（%）2020	16	4	5	–	6	4	–	6	4	4	4
卫生服务因素	避孕措施普及率（占 15~49 岁女性比例）2013—2020	80（2015）	37（2018）	17（2020）	–	12（2014）	55（2019）	–	29（2019）	49（2013）	29（2015）	34（2019）
	由专业卫生人员分娩比例（%）2009—2018	97（2017）	56（2018）	83（2014）	–	100（2016）	100（2009）	–	96（2012）	89（2013）	86（2015）	98（2010）
	医院床位数（每千人）1990—2019	2.6（2019）	4.0（1990）	1.0（2007）	–	2.0（2016）	3.2（2009）	–	2.6（2010）	1.7（2008）	1.4（2012）	1.9（2016）
	内科医生（每千人）2010—2018	3.6（2018）	0.1（2018）	0.3（2016）	0.2（2016）	0.9（2015）	0.2（2010）	–	0.5（2013）	–	0.2（2016）	0.2（2013）
	护士和助产士（每千人）2018	12.4	0.5	2.5	–	3.4	2.0	–	4.2	1.4	2.2	3.8
	麻疹免疫接种率（占 12~23 个月年龄组的百分比）2019	92	37	87	–	96	78	–	99	80	81	94

CIS 独联体国家、其他国家以及世界健康影响因素

区域				CIS 独联体七国							非洲	其他国家		世界
国家或地区				俄罗斯	乌克兰	白俄罗斯	格鲁吉亚	阿塞拜疆	亚美尼亚	摩尔多瓦	肯尼亚	希腊	塞浦路斯	
健康影响因素指标	行为和生活方式	成人（15 岁以上）人均酒精消耗量（以纯酒精为单位）2010		22.3	20.3	22.1	21.2	5.2	8.3	25.4	13.4	15.6	10.8	—
		男性（15 岁以上）人均酒精消耗量（以纯酒精为单位）2010		32	30.0	30.9	22.4	6.1	9.6	35.4	14.6	20.4	13.5	—
		女性（15 岁以上）人均酒精消耗量（以纯酒精为单位）2010		12.6	11.2	12.8	18.1	3.6	5.8	14.8	10.1	10.1	7.4	—
		男性消耗酒精造成的健康后果（肝硬化的死亡率和酒精归因组分）2012	酒精使用障碍的患病率(%)	31	9.3	29.8	7.5	8.7	8.6	8.9	1.8	7.9	8.8	—
			酒精依赖的患病率（%）	16.5	4.2	19.6	4.3	5.5	5.5	5.5	1.4	4.2	4.7	—
			年龄标准化死亡率（每十万人，15+）	48.7	56.7	43.8	33.8	37.4	46.5	98.5	65.4	14.6	8.5	—
			酒精可归因组分（%）	48	47.3	51.0	64.8	22.4	39.7	47.7	42.3	64.1	57.9	—

		女性消耗酒精造成的健康后果（肝硬化的死亡率和酒精因组分）2012	酒精使用障碍的患病率(%)	6.2	1.1	5.5	0.8	1.9	1.9	1.9	0.1	2.5	2.6	—
			酒精依赖的患病率（%）	3.3	0.5	3.8	0.2	1.4	1.4	1.4	0.1	1.3	1.4	—
			年龄标准化死亡率（每十万人，15+）	26.1	23.7	25.5	9.4	27.4	17.0	71.9	22.7	5.4	3.3	—
			酒精可归因组分（%）	74.2	74.5	72.9	53.4	45.9	51.0	72.4	50.2	63.6	64.6	—
		成人（15岁以上）烟草使用率（%）2016		—	—	24	31	—	27.9	25.3	10.1	32.5	27.7	—
		成年男性（15岁以上）烟草使用率（%）2016		64.60	45.00	46.60	57.00	—	51.50	43.60	19.7	39	52.1	—
		成年女性（15岁以上）烟草使用率（%）2016		0.20	10.60	8.60	7.00	—	1.80	5.60	0.9	26.5	2.7	—

续表

区域			CIS 独联体七国							非洲	其他国家		世界
国家或地区			俄罗斯	乌克兰	白俄罗斯	格鲁吉亚	阿塞拜疆	亚美尼亚	摩尔多瓦	肯尼亚	希腊	塞浦路斯	
健康影响因素指标	环境因素	成人识字率（占15岁以上人口百分比）2016	100	—	—	—	100	—	—	—	—	—	85
		人均 GDP（美元）2016	8 929	2 185.728	4 986.496	3 865.786	3 876.936	3 614.688	1 900.201	1 462.5	17 881.5	23 667	10 200.9
		人均 GNI（美元）2016	9 720	2 310	5 590	3 830	4 760	3 770	2 120	—	—	—	10 326
		卫生总支出占国内生产总值百分比（%）2014	7.1	7.1	5.7	7.4	6	4.5	10.3	5.7	8.1	7.4	—
		人口密度（每平方千米）2016	9	77.689	46.854	64.96	118.097	102.733	123.559	85	84	127	57
		人口增长（%）2016	1.7	–0.4	0.1	–0.1	1.1	0.2	–0.1	2.6	–0.4	0.8	1.17
		60岁以上人口占人口总数的比例（%）2013	19	21	20	20	9	14	17	4	26	17	—

		65 岁及 65 岁以上人口占总人口的比例（%）2016	14	16	15	15	6	11	10	3	20	13	8
	卫生服务因素	避孕措施普及率（占 15~49 岁女性比例）2010	—	—	—	53	—	55	—	—	—	—	—
		由专业卫生人员分娩比例（%）2010	100	100	100	100	99	100	99	—	—	99	—
		医院床位数（每千人）2010	9.7	—	—	—	—	—	—	1.4	—	3.5	—
		内科医生(每千人)2010	5.0	3.5	3.5	4.3	3.6	2.8	2.4	0.2	6.2	2.2	—
		护士和助产士（每千人）2010	7.3	7.9	11	4	8	5.5	5.8	0.7	3.7	—	—
		麻疹免疫接种率（占 12~23 个月年龄组的百分比）2016	98	42	98	93	98	97	88	75	97	90	85

“一带一路”国家死因顺位

区域	国家或地区	死因顺位（2012）									
		1	2	3	4	5	6	7	8	9	10
东亚	中国	卒中（23.7%）（2 331.3）（平）	缺血性心脏病（15.3%）（1 505.3）（升）	慢性阻塞性疾病（10.3%）（1 012.9）（降）	气管、支气管、肺癌（6.1%）（59.8）（平）	肝癌（3.9%）（380.7）（升）	胃癌（3.3%）（324.4）（升）	道路伤害（2.8%）（297.2）（升）	高血压心脏病（2.5%）（248.2）（平）	糖尿病（2.3%）（226.6）（升）	下呼吸道感染（2.1%）（207.9）（降）
	蒙古	缺血性心脏病（20.9%）（4.0）（平）	卒中（15.7%）（3.0）（平）	肝癌（7.1%）（1.3）（平）	肝硬化（4.8%）（0.9）（升）	下呼吸道感染（3.8%）（0.7）（降）	慢性阻塞性肺病（2.8%）（0.5）（升）	胃癌（2.6%）（0.5）（降）	肾脏疾病（2.4%）（0.5）（升）	道路伤害（2.3%）（0.4）（升）	风湿性心脏病（2.2%）（0.4）（降）
中亚	哈萨克斯坦	缺血性心脏病（32.5%）（51.4）（平）	中风（16.8%）（26.6）（平）	肝硬化（4.4%）（6.9）（升）	慢性阻塞性疾病（3.1%）（4.9）（降）	自我伤害（2.1%）（3.9）（平）	气管、支气管、肺癌（2.4%）（3.8）（升）	下呼吸道感染（2.1%）（3.4）（升）	道路伤害（2.1%）（3.3）（升）	心肌病、心肌炎（2%）（3.1）（升）	高血压性心脏病（1.8%）（2.9）（升）
	乌兹别克斯坦	缺血性心脏病（34.2%）（62.9）（平）	中风（15.9%）（29.2）（平）	肝硬化（4.5%）（8.3）（升）	下呼吸道感染（4.1%）（7.5）（降）	糖尿病（2.2%）（4.1）（升）	慢性阻塞性肺病（2%）（3.6）（升）	早产并发症（1.9%）（3.6）（降）	先天性异常（1.9%）（3.5）（升）	高血压性心脏病（1.7%）（3.2）（升）	道路伤害（1.7%）（3.1）（升）
	吉尔吉斯斯坦	缺血性心脏病（31.7%）（11.6）（平）	中风（13.8%）（5.0）（平）	肝硬化（5.7%）（2.1）（升）	慢性阻塞性肺病（4%）（1.5）（降）	道路伤害（3.1%）（1.1）（升）	下呼吸道感染（2.4%）（0.9）（降）	肾脏疾病（2.2%）（0.8）（升）	先天性异常（2%）（0.7）（升）	早产并发症（1.9%）（0.7）（降）	胃癌（1.8%）（0.6）（降）

	塔吉克斯坦	缺血性心脏病（21.4%）（10.3）（平）	中风（13.3%）（6.4）（平）	下呼吸道感染（8.4%）（4.1）（平）	早产并发症（4.4%）（2.1）（升）	分娩窒息和分娩创伤（4.2%）（2.0）（升）	腹泻性痢疾（3.7%）（1.8）（降）	先天性异常（2.8%）（1.4）（升）	慢性阻塞性肺病（2.8%）（1.4）（升）	肝硬化（2.8%）（1.3）（升）	道路伤害（2.6%）（1.2）（降）
	土库曼斯坦	缺血性心脏病（33%）（14.9）（平）	中风（12.3%）（5.6）（平）	肝硬化（5.2%）（2.4）（升）	下呼吸道感染（4.2%）（1.9）（降）	慢性阻塞性肺病（2.9%）（1.3）（升）	自我伤害（2.2%）（1.0）（升）	早产并发症（2.1%）（1.0）（平）	道路伤害（1.9%）（0.9）（升）	糖尿病（1.7%）（0.8）（升）	先天性异常（1.6%）（0.7）（升）
东南亚	越南	—	—	—	—	—	—	—	—	—	—
	老挝	下呼吸道感染（11.3%）（5.2）（平）	缺血性心脏病（9.6%）（4.4）（升）	中风（8.7%）（4.0）（升）	登革热（8.1%）（3.7）（升）	腹泻病（4.5%）（2.1）（降）	肝癌（4.4%）（2.0）（升）	出生窒息及出生创伤（4%）（1.8）（降）	早产并发症（3.7%）（1.7）（降）	道路伤害（2.8%）（1.3）（升）	慢性阻塞性肺病（2.4%）（1.1）（升）
	柬埔寨	缺血性心脏病（10.1%）（8.5）（升）	肺结核（9.6%）（8.2）（降）	中风（8.7%）（7.4）（升）	下呼吸道感染（7.8%）（6.6）（降）	艾滋病（3%）（2.5）（升）	道路伤害（2.8%）（2.4）（升）	早产并发症（2.7%）（2.3）（平）	肝癌（2.4%）（2.0）（升）	出生窒息及出生创伤（2.2%）（1.8）（降）	先天性畸形（2%）（1.7）（升）
	泰国	缺血性心脏病（13.7%）（68.8）（升）	中风（10.3%）（51.8）（升）	下呼吸道感染（9.4%）（44.8）（平）	道路伤害（5%）（24.9）（升）	慢性阻塞性肺病（4.7%）（23.6）（平）	艾滋病（4.1%）（20.7）（降）	糖尿病（4.2%）（20.7）（升）	肝癌（3.8%）（18.8）（升）	气管、支气管、肺癌（3.5%）（17.4）（平）	肾脏疾病（2.5%）（12.7）（升）

续表

区域	国家或地区	死因顺位（2012）									
		1	2	3	4	5	6	7	8	9	10
东南亚	缅甸	脑卒中（12.7%）（56.2）（升）	下呼吸道感染（9.2%）（40.5）（升）	缺血性心脏病（6.8%）（30.0）（升）	结核病（5.8%）（25.5）（降）	慢性阻塞性肺病（4.4%）（19.2）（升）	肝硬化（3.5%）（15.5）（升）	糖尿病（3.3%）（14.4）（升）	支气管哮喘（3.0%）（13.3）（升）	腹泻（2.6%）（11.4）（降）	艾滋病（2.6%）（11.4）（升）
	马来西亚	缺血性心脏病（20.1%）（29.4）（稳）	脑卒中（10.6%）（15.5）（稳）	下呼吸道感染（8.0%）（11.8）（稳）	道路交通伤（4.7%）（6.8）（稳）	慢性阻塞性肺病（4.6%）（6.8）（稳）	艾滋病（3.3%）（4.8）（稳）	糖尿病（3.3%）（4.8）（升）	支气管肺癌（2.8%）（4.1）（降）	肾脏病（1.9%）（2.8）（稳）	乳腺癌（1.7%）（2.5）（升）
	新加坡	缺血性心脏病（18%）（4.2）（稳）	下呼吸道感染（17.2%）（4.0）（稳）	脑卒中（8.9%）（2.1）（稳）	支气管肺癌（6.5%）（1.5）（稳）	大肠癌（4.6%）（1.1）（稳）	肾脏病（4.3%）（1.0）（升）	肝癌（2.7%）（0.6）（升）	乳腺癌（2.7%）（0.6）（升）	慢性阻塞性肺病（2.6%）（0.6）（降）	胃癌（2.2%）（0.5）（降）
	印度尼西亚	脑卒中（21.2%）（328.5）（稳）	缺血性心脏病（8.9%）（138.4）（升）	糖尿病（6.5%）（100.4）（升）	下呼吸道感染（5.2%）（81.1）（稳）	结核病（4.3%）（66.7）（降）	肝硬化（3.2%）（48.9）（升）	慢性阻塞性肺病（3.1%）（48.1）（升）	道路交通伤（2.9%）（44.6）（升）	高血压性心脏病（2.7%）（42.2）（升）	肾脏病（2.6%）（41.0）（升）
	文莱	缺血性心脏病（18.1%）（0.3）（稳）	脑卒中（11.2%）（0.2）（稳）	糖尿病（10.7%）（0.2）（稳）	慢性阻塞性肺病（4.5%）（0.1）（升）	下呼吸道感染（4.1%）（0.1）（升）	支气管肺癌（3.7%）（0.1）（升）	肾脏病（3.4%）（<0.05）（降）	道路交通伤（2.9%）（<0.05）（降）	大肠癌（2.4%）（<0.05）（升）	先天异常（2.1%）（<0.05）（降）

	菲律宾	缺血性心脏病（15.4%）（87.9）（稳）	脑卒中（11.1%）（63.3）（升）	下呼吸道感染（9.1%）（51.9）（降）	糖尿病（5.9%）（33.7）（升）	结核病（4.6%）（26.2）（降）	高血压性心脏病（3.7%）（21.0）（升）	慢性阻塞性肺病（2.9%）（16.4）（升）	肾脏病（2.8%）（15.9）（升）	人际暴力（2.8%）（15.8）（降）	支气管哮喘（2.2%）（12.3）（升）
	东帝汶	结核病（11.2%）（0.8）（升）	下呼吸道感染（10.4%）（0.7）（降）	缺血性心脏病（8.6%）（0.6）（升）	脑卒中（7.1%）（0.5）（升）	出生窒息和出生创伤（5.1%）（0.4）（升）	腹泻（3.8%）（0.3）（降）	产前并发症（3.7%）（0.3）（降）	道路交通伤（3.4%）（0.2）（升）	新生儿败血症（2.7%）（0.2）（升）	支气管肺癌（2.3%）（0.2）（升）
南亚	印度	缺血性心脏病（12.4%）（1 215.4）（稳）	慢性阻塞性肺疾病（10.8%）（1 061.9）（稳）	脑卒中（9.0%）（881.7）（升）	腹泻（6.0%）（586.6）（降）	下呼吸道感染（4.9%）（481.5）（降）	产前并发症（3.9%）（380.9）（稳）	结核病（2.7%）（269.9）（稳）	自我伤害（2.6%）（258.1）（升）	跌落伤（2.6%）（254.2）（升）	道路交通商（2.4%）（233.1）（升）
	巴基斯坦	缺血性心脏病（8.4%）（111.4）（升）	下呼吸道感染（7.8%）（104.5）（降）	脑卒中（6.3%）（84.6）（升）	产前并发症（5.8%）（77.4）（升）	腹泻（4.8%）（63.7）（降）	慢性阻塞性肺病（4.6%）（61.6）（升）	结核病（4.6%）（61.5）（降）	出生窒息和出生创伤（3.9%）（52.3）（降）	新生儿败血症（3.1%）（41.0）（稳）	糖尿病（3.0%）（40.3）（升）
	孟加拉国	结核病（7.9%）（69.5）（升）	下呼吸道感染（7.8%）（68.7）（降）	慢性阻塞性肺病（7.6%）（67.7）（升）	缺血性心脏病（5.7%）（50.7）（升）	脑卒中（5.5%）（49.0）（降）	糖尿病（3.1%）（27.1）（升）	产前并发症（2.9%）（25.4）（升）	肾脏病（2.9%）（25.4）（升）	肝硬化（2.3%）（20.6）（升）	出生窒息和出生创伤（2.1%）（18.2）（降）

续表

区域	国家或地区	死因顺位（2012）									
		1	2	3	4	5	6	7	8	9	10
南亚	阿富汗	下呼吸道感染（11.6%）（28.8）（稳）	缺血性心脏病（8.1%）（20.3）（升）	腹泻（6.4%）（16.0）（降）	脑卒中（6.2%）（15.5）（升）	战争冲突（5.9%）（14.8）（升）	产前并发症（5.2%）（13.0）（降）	出生窒息和出生创伤（4.5%）（11.1）（升）	结核病（4.4%）（11.1）（降）	新生儿败血症（2.8%）（7.0）（升）	道路交通伤（2.6%）（6.4）（升）
	斯里兰卡	缺血性心脏病（23.6%）（32.6）（稳）	脑卒中（11.0%）（15.2）（稳）	糖尿病（7.4%）（10.2）（升）	下呼吸道感染（5.3%）（7.3）（升）	自我伤害（4.5%）（6.2）（降）	慢性阻塞性肺病（4.4%）（6.1）（稳）	肾脏病（2.5%）（3.5）（升）	肝硬化（2.4%）（3.3）（升）	支气管哮喘（2.1%）（3.0）（升）	道路交通伤（2.0%）（2.8）（升）
	马尔代夫	缺血性心脏病（15.2%）（0.2）（升）	脑卒中（13.8%）（0.2）（降）	慢性阻塞性肺疾病（4.8%）（0.1）（升）	下呼吸道感染（4.4%）（0.1）（降）	肾脏病（3.5%）（< 0.05）（升）	内分泌血液免疫紊乱（2.6%）（< 0.05）（升）	先天异常（2.3%）（< 0.05）（降）	糖尿病（2.1%）（< 0.05）（升）	支气管哮喘（2.0%）（< 0.05）（降）	产前并发症（1.6%）（< 0.05）（降）
	尼泊尔	慢性阻塞性肺病（9.2%）（17.2）（升）	缺血性心脏病（9.2%）（17.1）（升）	中风（8.2%）（15.3）（升）	下呼吸道感染（7%）（13.1）（降）	腹泻病（3.3%）（6.2）（降）	自残（3%）（5.6）（升）	肺结核（3%）（5.5）（升）	糖尿病（2.8%）（5.3）（升）	道路伤害（2.7%）（5.0）（升）	早产并发症（2.5%）（4.7）（降）
	不丹	缺血性心脏病（8.2%）（0.4）（升）	慢性阻塞性肺病（7.3%）（0.4）（升）	下呼吸道感染（6.5%）（0.3）（降）	中风（5.5%）（0.3）（升）	中毒（5.1%）（0.2）（升）	糖尿病（3.2%）（0.2）（升）	肝硬化（2.6%）（0.1）（升）	自残（2.5%）（0.1）（升）	早产并发症（2.4%）（0.1）（升）	火、热、热物质（2.4%）（0.1）（升）

西亚、北非	土耳其	缺血性心脏病（22.7%）（95.6）（平）	中风（15.3%）（64.6）（平）	气管、支气管、肺癌（5.1%）（21.7）（平）	慢性阻塞性肺病（4.6%）（19.2）（升）	风湿性心脏病（3%）（12.6）（升）	高血压性心脏病（2.6%）（11.0）（升）	下呼吸道感染（2.3%）（9.6）（降）	道路伤害（2.1%）（8.9）（升）	糖尿病（2%）（8.5）（升）	胃癌（2%）（8.5）（升）
	伊朗	缺血性心脏病（24.7%）（97.7）（平）	中风（10.5%）（41.6）（平）	道路伤害（8.1%）（32.0）（平）	高血压性心脏病（3.6%）（14.1）（升）	下呼吸道感染（2.7%）（10.6）（降）	糖尿病（2.2%）（8.8）（升）	胃癌（2.1%）（8.2）（平）	内分泌、血液、免疫失调（1.9%）（7.5）（升）	慢性阻塞性肺病（1.6%）（6.3）（升）	早产并发症（1.5%）（6.1）（降）
	叙利亚	冲突（43.7%）（59.0）（升）	缺血性心脏病（17.4%）（23.5）（降）	中风（6.8%）（9.2）（降）	道路伤害（3%）（4.1）（降）	早产并发症（1.5%）（2.0）（降）	气管、支气管、肺癌（1.3%）（1.8）（升）	下呼吸道感染（1.2%）（1.7）（降）	肾脏疾病（1.2%）（1.6）（升）	乳腺癌（1.1%）（1.5）（升）	结肠癌和直肠癌（1.1%）（1.4）（升）
	伊拉克	缺血性心脏病（15.5%）（27.5）（平）	中风（10%）（16.8）（平）	冲突（6%）（10.0）（升）	道路伤害（5.9%）（9.9）（平）	下呼吸道感染（4.6%）（7.6）（降）	早产并发症（4.1%）（6.9）（降）	糖尿病（3.5%）（5.9）（升）	出生窒息及出生创伤（3.1%）（5.2）（降）	肾脏疾病（3.1%）（5.1）（升）	先天性畸形（3%）（5.0）（降）
	阿联酋	缺血性心脏病（17.1%）（1.7）（平）	道路伤害（9.3%）（0.9）（平）	中风（6.9%）（0.7）（平）	先天性畸形（4.2%）（0.4）（升）	早产并发症（3.7%）（0.4）（升）	糖尿病（3%）（0.3）（升）	自残（2.8%）（0.3）（升）	下呼吸道感染（2.6%）（0.2）（平）	内分泌、血液、免疫紊乱（2.5%）（0.2）（升）	人际暴力（2.4%）（0.2）（升）

续表

区域	国家或地区	死因顺位（2012）									
		1	2	3	4	5	6	7	8	9	10
西亚、北非	沙特阿拉伯	缺血性心脏病（21.7%）（19.6）（平）	中风（16%）（14.4）（平）	下呼吸道感染（6.3%）（5.7）（平）	道路伤害（5.8%）（5.2）（平）	糖尿病（4.6%）（4.2）（升）	肾脏疾病（4.6%）（4.1）（升）	高血压性心脏病（2.8%）（2.6）（升）	慢性阻塞性肺病（1.7%）（1.6）（升）	先天性畸形（1.7%）（1.5）（降）	早产并发症（1.7%）（1.5）（降）
	卡塔尔	缺血性心脏病（14.7%）（0.4）（平）	糖尿病（8.9%）（0.2）（升）	道路伤害（7.6%）（0.2）（降）	中风（4.4%）（0.1）（平）	自残（3.5%）（0.1）（升）	跌倒（2.8%）（0.1）（升）	气管、支气管、肺癌（2.6%）（0.1）（平）	肾脏疾病（2.4%）（0.1）（平）	内分泌、血液、免疫失调（2.2%）（0.1）（升）	直肠癌（2%）（0.1）（平）
	巴林	缺血性心脏病（13.4%）（0.4）（平）	糖尿病（12.7%）（0.4）（平）	中风（6.5%）（0.2）（平）	道路伤害（5%）（0.1）（平）	内分泌、血液、免疫紊乱（4.3%）（0.1）（升）	肾脏疾病（3.7%）（0.1）（升）	下呼吸道感染（3.5%）（0.1）（升）	自残（3.4%）（0.1）（升）	慢性阻塞性肺病（2.5%）（0.1）（降）	气管、支气管、肺癌（2.2%）（0.1）（降）
	科威特	缺血性心脏病（24.2%）（1.5）（平）	中风（8.6%）（0.5）（升）	道路伤害（6.7%）（0.4）（平）	下呼吸道感染（6.6%）（0.4）（升）	先天性畸形（5%）（0.3）（升）	早产并发症（3.9%）（0.2）（升）	糖尿病（3.9%）（0.2）（降）	高血压性心脏病（2.5%）（0.2）（降）	肾脏疾病（2.3%）（0.1）（升）	结肠癌和直肠癌（1.8%）（0.1）（升）
	黎巴嫩	缺血性心脏病（31.1%）（6.4）（平）	中风（9.4%）（2.0）（平）	道路伤害（4%）（0.8）（平）	糖尿病（3.7%）（0.8）（平）	气管、支气管、肺癌（3.6%）（0.7）（升）	乳腺癌（2.6%）（0.5）（升）	下呼吸道感染（2.6%）（0.5）（降）	高血压性心脏病（2.6%）（0.5）（降）	跌倒（2.6%）（0.5）（降）	慢性阻塞性肺病（2.4%）（0.5）（平）

	阿曼	缺血性心脏病（15.1%）（1.4）（平）	糖尿病（10.2%）（1.0）（升）	中风（10%）（0.9）（降）	道路伤害（9.9%）（0.9）（平）	下呼吸道感染（6%）（0.6）（降）	先天性畸形（3%）（0.3）（平）	肾脏疾病（2.7%）（0.3）（升）	肝硬化（2.7%）（0.3）（升）	早产并发症（2.5%）（0.2）（降）	高血压性心脏病（2.4%）（0.2）（降）
	也门	下呼吸道感染（28%）（45.7）（平）	缺血性心脏病（9.5%）（15.5）（平）	中风（6.8%）（11.1）（升）	早产并发症（4.1%）（6.6）（平）	道路伤害（3.8%）（6.2）（升）	出生窒息及出生创伤（3.6%）（5.8）（平）	腹泻病（3.2%）（5.3）（降）	新生儿败血症及感染（2.2%）（3.6）（平）	先天性畸形（1.8%）（2.9）（升）	糖尿病（1.7%）（2.8）（升）
	约旦	缺血性心脏病（16.8%）（4 300）（无变化）	脑卒中（10.7%）（2 800）（无变化）	糖尿病（6.7%）（1700）（升）	道路伤害（5.5%）（1 400）（升）	高血压性心脏病（4.3%）（1 100）（升）	肾脏疾病（4.2%）（1 100）（升）	早产并发症（4.1%）（1 100）（降）	先天性异常（3.9%）（1 000）（降）	上呼吸道感染（3.7%）（900）（降）	结直肠癌（2.2%）（600）（升）
	以色列	缺血性心脏病（10.8%）（4 400）（无变化）	脑卒中（5.8%）（2 300）（无变化）	糖尿病（5.7%）（2 300）（无变化）	阿尔茨海默病和其他痴呆症（5.3%）（2 100）（升）	气管、支气管、肺癌（4.9%）（2 000）（无变化）	肾脏疾病（3.7%）（1 500）（无变化）	结直肠癌（3.6%）（1 400）（降）	慢性阻塞性肺病（2.8%）（1 100）（降）	乳腺癌（2.6%）（1 100）（降）	下呼吸道感染（2.4%）（1 000）（无变化）
	埃及	缺血性心脏病（20.5%）（107 200）（无变化）	脑卒中（13.3%）（69 800）（无变化）	肝硬化（7.9%）（41 400）（无变化）	高血压性心脏病（4.1%）（21 300）（升）	心肌病、心肌炎（3.3%）（17 500）（升）	肝癌（3.2%）（16 800）（升）	肾脏疾病（3.0%）（15 800）（升）	慢性阻塞性肺病（2.8%）（14 900）（降）	下呼吸道感染（2.7%）（14 100）（降）	内分泌、血液、免疫紊乱（2.4%）（12 400）（升）

续表

区域	国家或地区	死因顺位（2012）									
		1	2	3	4	5	6	7	8	9	10
CIS 独联体	俄罗斯	缺血性心脏病(35.1%)（737.0）（平）	卒中（21.3%）（227.5）（平）	艾滋病（2.9%）（61.2）（升）	气管、支气管、肺癌（2.8%）（59.3）（降）	肝硬化（2.4%）（50.9）（升）	结直肠癌(2.2%)(45.4)（升）	胃癌（1.8%）（38.4）（降）	下呼吸道感染（1.6%）（34.3）（平）	慢性阻塞性肺病（1.5%）（32.2）（降）	自我伤害（1.5%）（32.0）（降）
	乌克兰	缺血性心脏病（48.0%）（329 300）（无变化）	脑卒中（17.1%）（117 400）（无变化）	人类免疫缺陷病毒/艾滋病（3.0%）（20 800）（升）	肝硬化（2.5%）（17 200）（升）	气管、支气管、肺癌（2.1%）（14 600）（降）	结直肠癌（1.8%）（12 700）（升）	慢性阻塞性肺病（1.6%）（10 700）（降）	胃癌（1.3%）（9 200）（降）	自我伤害（1.3%）（9 200）（降）	乳腺癌（1.2%）（8 300）（无变化）
	白俄罗斯	缺血性心脏病（44.6%）（54 500）（无变化）	脑卒中（15.4%）（18 800）（无变化）	肝硬化（2.6%）（3 200）（升）	气管、支气管、肺癌（2.4%）（3 000）（升）	胃癌（1.8%）（2 200）（升）	慢性阻塞性肺病（1.7%）（2 100）（降）	自我伤害（1.7%）（2 100）（降）	酒精使用障碍（1.4%）（1 700）（升）	结直肠癌（1.3%）（1 500）（降）	心肌病、心肌炎（1.2%）（1 400）（升）
	格鲁吉亚	缺血性心脏病（35.7%）（17 900）（无变化）	脑卒中（23.4%）（11 700）（无变化）	慢性阻塞性肺病（3.5%）（1 700）（升）	高血压性心脏病（3.0%）（1 500）（升）	风湿性心脏病（2.2%）（1 100）（升）	肝硬化（1.9%）（1 000）（降）	气管、支气管、肺癌（1.9%）（900）（降）	道路伤害（1.3%）（700）（升）	糖尿病（1.2%）（600）（降）	胃癌（1.1%）（600）（降）
	阿塞拜疆	缺血性心脏病（32.9%）（19 000）（无变化）	脑卒中（14.9%）（8 600）（无变化）	肝硬化（3.3%）（1 900）（升）	下呼吸道感染（3.0%）（1 700）（降）	高血压性心脏病（2.2%）（1 300）（升）	道路伤害（2.1%）（1 200）（升）	早产并发症（2.0%）（1 200）（降）	慢性阻塞性肺病（2.0%）（1 100）（升）	糖尿病（1.9%）（1 100）（无变化）	胃癌（1.9%）（1 100）（降）

	亚美尼亚	缺血性心脏病（36.0%）（13 300）（无变化）	脑卒中（15.0%）（5 500）（无变化）	气管、支气管、肺癌（4.5%）（1 700）（无变化）	慢性阻塞性肺病（4.2%）（1 600）（升）	糖尿病（3.4%）（1 300）（降）	肝硬化（2.3%）（800）（升）	高血压性心脏病（2.0%）（700）（升）	乳腺癌（1.9%）（700）（降）	胃癌（1.9%）（700）（降）	结直肠癌（1.7%）（600）（降）
	摩尔多瓦	缺血性心脏病（38.5%）（16 600）（无变化）	脑卒中（15.7%）（6 700）（无变化）	肝硬化（7.1%）（3 100）（无变化）	高血压性心脏病（2.7%）（1 200）（升）	慢性阻塞性肺病（2.4%）（1 000）（降）	气管、支气管、肺癌（2.4%）（1 000）（无变化）	结直肠癌（2.0%）（900）（无变化）	下呼吸道感染（2.0%）（800）（降）	自我伤害（1.4%）（600）（无变化）	胃癌（1.3%）（600）（无变化）
中东欧	波兰	缺血性心脏病（23.8%）（89 200）（无变化）	脑卒中（17.2%）（64 500）（无变化）	气管、支气管、肺癌症（6.2%）（23 400）（无变化）	慢性阻塞性肺病（3.2%）（12 000）（无变化）	结直肠癌（3.0%）（11 400）（无变化）	下呼吸道感染（2.7%）（9 900）（无变化）	高血压性心脏病（2.5%）（9 300）（无变化）	肝硬化（2.1%）（7 900）（升）	自我伤害（2.1%）（7 800）（降）	糖尿病（1.7%）（6 400）（升）
	立陶宛	缺血性心脏病（34.0%）（11 900）（无变化）	脑卒中（13.7%）（4 800）（无变化）	气管、支气管、肺癌（3.2%）（1 100）（升）	肝硬化（3.0%）（1 000）（升）	自我伤害（2.9%）（1 000）（降）	结直肠癌（2.4%）（800）（升）	高血压性心脏病（1.7%）（600）（升）	胃癌（1.7%）（600）（降）	乳腺癌（1.6%）（600）（无变化）	酒精使用障碍（1.6%）（500）（升）
	爱沙尼亚	缺血性心脏病（27.1%）（4 000）（无变化）	高血压性心脏病（14.1%）（2 100）（升）	脑卒中（6.9%）（1 000）（降）	气管、支气管、肺癌（4.6%）（700）（降）	结直肠癌（2.9%）（400）（升）	乙醇使用障碍（2.2%）（300）（降）	胃癌（2.0%）（300）（无变化）	乳腺癌（1.9%）（300）（升）	前列腺癌（1.8%）（300）（升）	自我伤害（1.6%）（200）（降）

续表

区域	国家或地区	死因顺位（2012）									
		1	2	3	4	5	6	7	8	9	10
中东欧	拉脱维亚	缺血性心脏病（33.0%）（9 600）（无变化）	脑卒中（14.9%）（4 300）（无变化）	高血压性心脏病（4.2%）（1 200）（升）	糖尿病（3.4%）（1 000）（升）	气管、支气管、肺癌（3.4%）（1 000）（降）	结直肠癌（2.5%）（700）（无变化）	心肌病、心肌炎（2.5%）（700）（升）	胃癌（1.9%）（500）（降）	乳腺癌（1.6%）（500）（升）	自我伤害（1.5%）（400）（降）
	捷克	缺血性心脏病（27.9%）（29.8）（平）	卒中（9.7%）（10.4）（平）	气管、支气管、肺癌（5.3%）（5.6）（平）	结直肠癌（3.8%）（4.0）（平）	下呼吸道感染（2.8%）（3.0）（平）	慢性阻塞性肺病（2.4%）（2.6）（升）	糖尿病（2.2%）（2.3）（升）	高血压性心脏病（2.1%）（2.2）（升）	胰腺癌（1.9%）（2.0）（升）	肝硬化（1.8%）（1.9）（降）
	斯洛伐克	缺血性心脏病（35.4%）（18.1）（平）	中风（13.1%）（6.7）（平）	气管、支气管、肺癌（3.9%）（2.0）（升）	下呼吸道感染（3.9%）（2.0）（升）	结直肠癌（3.5%）（1.8）（平）	肝硬化（2.7%）（1.4）（升）	乳腺癌（1.6%）（0.8）（升）	胰腺癌（1.4%）（0.7）（升）	慢性阻塞性肺疾病（1.4%）（0.7）（升）	自我伤害（1.3%）（0.7）（升）
	匈牙利	缺血性心脏病（26.6%）（34.3）（平）	中风（10.3%）（13.3）（平）	气管、支气管、肺癌（6.9%）（8.9）（平）	高血压性心脏病（5.5%）（7.1）（升）	结直肠癌（4.1%）（5.3）（平）	慢性阻塞性肺病（3.5%）（4.5）（升）	肝硬化（3%）（3.9）（降）	阿尔茨海默病和其他痴呆症（2.5%）（3.2）（升）	自我伤害（2%）（2.5）（降）	糖尿病（1.9%）（2.5）（升）
	斯洛文尼亚	中风（12%）（2.2）（升）	缺血性心脏病（11.9%）（2.2）（降）	气管、支气管、肺癌（5.9%）（1.1）（平）	结直肠癌（4.9%）（0.9）（升）	肝硬化（3.7%）（0.7）（升）	跌落（3.5%）（0.6）（升）	下呼吸道感染（2.7%）（0.5）（降）	高血压性心脏病（2.6%）（0.5）（升）	乳腺癌（2.5%）（0.5）（升）	胃癌（2.2%）（0.4）（升）

	克罗地亚	缺血性心脏病（23.5%）（11.7）（平）	中风（14.1%）（7.0）（平）	气管、支气管、肺癌（5.6%）（2.8）（平）	结直肠癌（4.2%）（2.1）（平）	高血压性心脏病（3.4%）（1.7）（升）	慢性阻塞性肺病（3.2%）（1.6）（升）	糖尿病（2.6%）（1.3）（升）	肝硬化（2.4%）（1.2）（降）	跌落（2.1%）（1.0）（升）	乳腺癌（1.9%）（1.0）（升）
	波斯尼亚和黑塞哥维那	中风（25%）（8.8）（升）	缺血性心脏病（25%）（8.8）（降）	气管、支气管、肺癌（4.9%）（1.7）（平）	慢性阻塞性肺病（4.1%）（1.4）（平）	糖尿病（3%）（1.1）（平）	结直肠癌（2.1%）（0.7）（升）	肝硬化（2%）（0.7）（降）	道路伤害（1.6%）（0.6）（升）	自我伤害（1.5%）（0.5）（平）	胃癌（1.4%）（0.5）（降）
	黑山	缺血性心脏病（20.8%）（1.2）（升）	中风（19.7%）（1.1）（降）	心肌病、心肌炎（16.1%）（0.9）（平）	气管、支气管、肺癌（5.8%）（0.3）（平）	结直肠癌（2.7%）（0.2）（升）	糖尿病（2%）（0.1）（降）	自我伤害（2%）（0.1）（升）	道路伤害（1.8%）（0.1）（平）	乳腺癌（1.7%）（0.1）（降）	胃癌（1.3%）（0.1）（降）
	塞尔维亚	中风（14.3%）（16.2）（平）	心肌病、心肌炎（13.9%）（15.7）（平）	缺血性心脏病（13.6%）（15.4）（平）	气管、支气管、肺癌（5.6%）（6.4）（平）	高血压性心脏病（4%）（4.5）（升）	糖尿病（3.4%）（3.9）（降）	结直肠癌（2.9%）（3.3）（降）	慢性阻塞性肺疾病（2.5%）（2.8）（降）	基尼病（2.1%）（2.4）（升）	乳腺癌（1.9%）（2.2）（降）
	阿尔巴尼亚	缺血性心脏病（25.4%）（7.5）（升）	中风（25.2%）（7.4）（降）	气管、支气管、肺癌（3.5%）（1.0）（升）	下呼吸道感染（3.5%）（1.0）（降）	慢性阻塞性肺病（2.8%）（0.8）（升）	胃癌（2.4%）（0.7）（降）	高血压性心脏病（1.8%）（0.5）（升）	基尼病（1.5%）（0.4）（升）	心肌病、心肌炎（1.4%）（0.4）（升）	道路伤害（1.4%）（0.4）（降）
	罗马尼亚	缺血性心脏病（21.4%）（54.5）（平）	中风（17.8%）（45.4）（平）	高血压性心脏病（11.3%）（28.8）（平）	肝硬化（4.3%）（11.0）（平）	气管、支气管、肺癌（4.1%）（10.3）（平）	结直肠癌（2.4%）（6.2）（升）	下呼吸道感染（2.2%）（5.6）（降）	慢性阻塞性肺病（2.1%）（5.4）（降）	心肌病、心肌炎（1.6%）（3.9）（升）	胃癌（1.5%）（3.7）（降）

续表

区域	国家或地区	死因顺位（2012）									
		1	2	3	4	5	6	7	8	9	10
中东欧	保加利亚	缺血性心脏病（27.8%）（29.5）（平）	中风（23.8%）（25.3）（平）	高血压性心脏病（4.8%）（5.1）（平）	慢性阻塞性肺病（4.1%）（4.3）（升）	气管、支气管、肺癌（3.4%）（3.7）（降）	结直肠癌（2.6%）（2.7）（升）	下呼吸道感染（1.9%）（2.1）（降）	糖尿病（1.9%）（2.0）（平）	心肌病、心肌炎（1.7%）（1.8）（升）	肝硬化（1.5%）（1.6）（降）
	马其顿	中风（20.9%）（4.1）（平）	心肌病、心肌炎（18.6%）（3.7）（升）	缺血性心脏病（11.7%）（2.3）（降）	气管、支气管、肺癌（4.7%）（0.9）（降）	糖尿病（4.1%）（0.8）（平）	高血压性心脏病（3.2%）（0.6）（降）	结直肠癌（2.5%）（0.5）（升）	胃癌（2.1%）（0.4）（降）	慢性阻塞性肺病（1.9%）（0.4）（降）	乳腺癌（1.8%）（0.3）（平）
大洋洲（2019）	新西兰	缺血性心脏病	脑卒中	慢性阻塞性肺病	阿尔茨海默病	肺癌	结直肠癌	慢性肾病	下呼吸道感染	前列腺癌	乳腺癌
	巴布亚新几内亚	缺血性心脏病	下呼吸道感染	脑卒中	慢性阻塞性肺病	糖尿病	新生儿疾病	艾滋病	腹泻病	道路伤害	先天畸形
	萨摩亚	缺血性心脏病	脑卒中	糖尿病	慢性阻塞性肺病	下呼吸道感染	慢性肾病	高血压性心脏病	道路伤害	肝硬化	阿尔茨海默病
	纽埃	—	—	—	—	—	—	—	—	—	—
	斐济	糖尿病	缺血性心脏病	脑卒中	慢性肾病	哮喘	下呼吸道感染	高血压性心脏病	新生儿疾病	慢性阻塞性肺病	乳腺癌
	密克罗尼西亚联邦	缺血性心脏病	糖尿病	脑卒中	慢性肾病	艾滋病	下呼吸道感染	慢性阻塞性肺病	高血压性心脏病	自残	道路伤害
	库克群岛	糖尿病	缺血性心脏病	高血压性心脏病	脑卒中	下呼吸道感染	肺癌	慢性肾病	前列腺癌	慢性阻塞性肺病	乳腺癌

大洋洲（2019）	汤加	缺血性心脏病	糖尿病	脑卒中	下呼吸道感染	慢性肾病	慢性阻塞性肺病	肺癌	肝癌	肝硬化	阿尔茨海默病
	瓦努阿图	缺血性心脏病	脑卒中	糖尿病	慢性阻塞性肺病	下呼吸道感染	慢性肾病	新生儿疾病	腹泻	道路伤害	自残
	所罗门群岛	缺血性心脏病	脑卒中	下呼吸道感染	糖尿病	腹泻	慢性阻塞性肺病	道路伤害	乳腺癌	自残	肝硬化
	基里巴斯	缺血性心脏病	脑卒中	糖尿病	结核病	新生儿疾病	腹泻	哮喘	慢性肾病	下呼吸道感染	自残

附件二 “健康丝绸之路”建设大事记（2015—2021）

二〇一五年

4 月 25 日 尼泊尔发生 8.1 级地震，我国政府快速反应，紧急展开救援行动，在 12 小时内组建了中国政府医疗队和中国政府防疫队，在震后 48 小时内抵达救援一线。

6 月 16 日 首届中国—中东欧国家卫生部长论坛在捷克共和国首都布拉格举行，主题是“卫生相关 2015 年后可持续发展目标和全民健康覆盖——传统与创新：中欧医学融合”。论坛发布了《中国—中东欧国家卫生合作与发展布拉格宣言》。

9 月 11 日 中国—阿拉伯国家卫生合作论坛在宁夏银川开幕。本届论坛以“加强医药技术合作推动卫生事业发展”为主题，包含了论坛开幕式及主旨演讲、卫生合作研讨会、学术交流大会、健康产业博览会四大板块。会议期间发表 2015 中阿卫生合作论坛《银川宣言》，同时筹备成立中阿医疗健康合作发展联盟，建立中阿传染病、慢性病等现代医学和传统医学定期学术交流机制。

10 月 4 日—6 日 第二届中非部长级卫生合作发展会议在南非开普敦召开。此次会议的主题为“提高医疗卫生服务可及性，推动‘后埃博拉时期’中非卫生合作”。会议通过了《第二届中非部长级卫生合作发展会议开普敦宣言》和《第二届中非部长级卫生合作发展会议开普敦宣言实施框架》。

10 月 23 日 国家卫生计生委办公厅印发《国家卫生计生委关于推进“一带一路”卫生交流合作三年实施方案（2015—2017）》。

二〇一六年

6月19日　第二届中国—中东欧国家卫生部长论坛在江苏省苏州市举行，主题为“深化卫生务实合作，促进健康可持续发展”。会上宣布成立中国—中东欧国家卫生合作促进联合会、中国—中东欧国家医院合作联盟、中国—中东欧国家公共卫生合作机制，同时发表了《第二届中国—中东欧国家卫生部长论坛苏州联合公报》。论坛期间，中方还与匈牙利、立陶宛、斯洛文尼亚、捷克等中东欧国家签署了九项卫生领域双边合作协议。

6月23日　习近平主席在乌兹别克斯坦最高会议立法院发表题为《携手共创丝绸之路新辉煌》的重要演讲，提出同“一带一路”沿线国家着力深化医疗卫生合作，加强在传染病疫情通报、疾病防控、医疗救援、传统医药领域互利合作，携手打造“健康丝绸之路”。

10月12日　中欧健康产业发展合作论坛在德国法兰克福召开，此次论坛达成了《“一带一路”健康产业合作共识》，中欧健康产业将更加全力推进深度合作，共同推进“一带一路”沿线国家和城市官、学、产、商界对健康合作的共识——丝绸之路城市联盟。

10月27日　首届中国—东盟卫生合作论坛在广西南宁拉开帷幕。本届论坛以“创新卫生合作，推进共同发展”为主题，围绕公共卫生、口腔医学、传统医药和产业合作等议题开展交流研讨。

11月20日　“健康快车斯里兰卡光明行”活动启动，这是健康快车活动首次走出国门参与“一带一路”建设，掀开了中斯两国卫生领域合作的新篇章，活动持续一个月时间，累计为斯里兰卡503例白内障患者实施了免费手术。

11月21日—24日　由世界卫生组织和中国国家卫生计生委联合主办的第九届全球健康促进大会在中国上海举行。大会以“2030可持续发展中的健康促进”为主题，重申了健康促进与可持续发展议程之间的重要关联，发布了成果文件《2030可持续发展中的健康促进上海宣言》和《健康城市上海共识》。

二〇一七年

1 月 18 日 习近平主席在日内瓦访问了世界卫生组织并会见陈冯富珍总干事。会见后，习近平和陈冯富珍共同见证了《中华人民共和国政府和世界卫生组织关于“一带一路”卫生领域合作的谅解备忘录》等协议的签署。

5 月 13 日 国家卫生计生委主任李斌与世界卫生组织总干事陈冯富珍在北京联合签署《中华人民共和国政府与世界卫生组织关于“一带一路”卫生领域合作的执行计划》。

6 月 19 日 第三届中国—中东欧国家卫生部长论坛在布达佩斯举行，本次论坛以“促进全民健康”为主题，发表了《第三届中国—中东欧国家卫生部长论坛布达佩斯宣言》。

7 月 26 日 中国和平方舟医院船沿着“21 世纪海上丝绸之路”航行近 3 万海里，历时 155 天，先后在吉布提、塞拉利昂、加蓬、刚果（布）、安哥拉、莫桑比克、坦桑尼亚及东帝汶访问并提供人道主义医疗服务。

8 月 18 日 “一带一路”暨“健康丝绸之路”高级别研讨会在北京国家会议中心举行。国务院副总理刘延东出席开幕式并致辞。国家卫生计生委副主任崔丽在会上发布本次会议合作成果——《“一带一路”卫生合作暨“健康丝绸之路”北京公报》。

9 月 14 日 中华医学会第二十二次全国眼科学术大会在福州开幕。会议期间，中国华侨公益基金会与爱尔眼科联合公布了“一带一路·侨爱心光明行”国际医疗援助项目的工作进展与下一步计划，将为缅甸、菲律宾、柬埔寨、马来西亚等多个东南亚国家的贫困老年白内障患者提供免费医疗服务，每个国家将帮助 200 至 300 位白内障患者重返光明。未来该项目还将延伸至欧洲等地覆盖“一带一路”沿线国家。

9 月 22 日 2017 欧亚经济论坛·首届“一带一路”中医药发展论坛在西安曲江会议中心举行。论坛以“中医药的传承、发展与共享”为主题，旨在提升中医药影响力，为增进“一带一路”沿线各国人民健康福祉作出贡献。

11 月 3 日 国务院总理李克强在第 22 次中国—东盟领导人会议上指出，

中方将实施“中国—东盟健康丝绸之路人才培养项目（2020—2022）”，未来3年为东盟培养1 000名卫生行政人员和专业技术人员，提高地区公共卫生服务水平。

11月19日　“一带一路·侨爱心光明行”缅甸站复明仪式在实皆省梯桑眼科医院举行，来自中国爱尔眼科医院的医疗队为缅甸200名白内障患者实施手术，帮助他们重见光明。

12月7日　“健康快车国际光明行”活动在乌兹别克斯坦首都塔什干眼科医院举行第二阶段启动仪式。中方专家为当地患者实施上百例白内障手术，还与乌方同行开展公开课、学术交流等活动。

二〇一八年

5月31日　中国援马达加斯加“光明行”项目在马首都塔那那利佛启动。来自中国北京、兰州两地的眼科专家在两周内为马达加斯加的白内障患者进行200余台手术。

8月17日　中非卫生合作高级别会议在北京召开，国家卫生健康委副主任崔丽出席开幕式并致辞。本次会议是中非合作论坛北京峰会配套活动之一，会议通过《中非卫生合作2018北京倡议》成果文件，为中非卫生合作进一步凝聚共识。

9月20日　“健康丝绸之路”建设暨第二届中国—东盟卫生合作论坛在南宁市召开。会议发布了《“健康丝绸之路”建设暨第二届中国—东盟卫生合作论坛合作倡议》，就疾病防控、传统医药、医院管理等方面开设专题分论坛，并达成了众多务实合作成果。

10月25日　中国云南省—缅甸仰光“光明行”活动在仰光启动，为200名缅甸白内障患者实施免费复明手术。

12月22日　由温州医科大学眼科专家组成的10人“光明行”医疗队抵达布基纳法索首都瓦加杜古，开始免费为当地民众开展白内障手术。在十余天的时间里，“光明行”医疗队克服重重困难，在瓦加杜古唐加多戈医院完成146

例白内障手术，让当地患者重见光明。

二〇一九年

1月19日 中国"光明行"医疗队在冈比亚首都班珠尔的谢赫·扎伊德眼科医院开展医疗活动，为206名当地白内障患者实施免费手术。

5月4日—6日 中国红十字援外医疗队在阿富汗喀布尔皇家医院对当地先天性心脏病患儿开展筛查，标志着"天使之旅——'一带一路'大病患儿人道救助计划阿富汗二期行动"正式启动。这也是中国红十字援外医疗队自2017年以来第四次赴阿开展先心病患儿筛查救治工作。

8月16日 第二届中阿卫生合作论坛在北京召开，论坛通过了《中国—阿拉伯国家卫生合作2019北京倡议》，本届论坛以"深化中阿卫生合作、共筑健康丝绸之路"为主题。

11月6日 第四届中国—中东欧国家卫生部长论坛在保加利亚首都索非亚成功举办。主题为"健康体系的可持续发展"，论坛通过了《第四届中国—中东欧国家卫生部长论坛索非亚宣言》。论坛期间，中方与保加利亚、黑山、阿尔巴尼亚等国签署了多项卫生领域双边合作协议。论坛还同期举行中国—中东欧国家卫生合作成果展、中国卫生健康发展成就展，以及中国—中东欧国家健康产业展览。

11月29日 "健康快车国际光明行"活动在乌兹别克斯坦正式启动，并在位于乌第二大城市撒马尔罕的撒马尔罕州眼科医院举行了探访仪式。

二〇二〇年

1月3日 武汉市卫生健康委在官方网站发布《关于不明原因的病毒性肺炎情况通报》，共发现44例不明原因的病毒性肺炎病例。当日起，中国有关方面定期向世界卫生组织、有关国家和地区组织以及中国港澳台地区及时主动通报疫情信息。

1月9日 中国向世界卫生组织通报疫情信息，将病原学鉴定取得的初步进展分享给世界卫生组织。世界卫生组织网站发布关于中国武汉聚集性肺炎病例的声明，表示在短时间内初步鉴定出新型冠状病毒是一项显著成就。

1月10日 国家卫生健康委、中国疾控中心负责人分别与世界卫生组织负责人就疫情应对处置工作通话，交流有关信息。

1月11日 中国每日向世界卫生组织等通报疫情信息。

1月12日 中国疾控中心、中国医学科学院、中国科学院武汉病毒研究所作为国家卫生健康委指定机构，向世界卫生组织提交新型冠状病毒基因组序列信息，在全球流感共享数据库（GISAID）发布，全球共享。国家卫生健康委与世界卫生组织分享新冠病毒基因组序列信息。

1月20日 国家国际发展合作署副署长张茂于与联合国人口基金代表签署了关于向受热带气旋“伊代”影响的津巴布韦妇女及女童提供卫生援助的协议。这是双方在南南合作援助基金框架下开展的项目合作，旨在向津巴布韦受“伊代”气旋影响的地区提供生殖健康医疗物资，培训当地卫生工作者等，以降低孕产妇的发病率和死亡率。

1月28日 国家主席习近平在北京会见世界卫生组织总干事谭德塞时指出，中国政府始终本着公开、透明、负责任的态度及时向国内外发布疫情信息，积极回应各方关切，加强与国际社会合作；强调中方愿同世界卫生组织和国际社会一道，共同维护好地区和全球的公共卫生安全。

2月8日 国家卫生健康委在亚太经合组织卫生工作组会议上介绍中国防疫努力和措施。国家卫生健康委向中国驻外使领馆通报新型冠状病毒防控、诊疗、监测、流行病学调查、实验室检测等方案。中美两国卫生部门负责人再次就美方专家参加中国—世界卫生组织联合专家考察组的安排进行沟通。

2月16日 由中国、德国、日本、韩国、尼日利亚、俄罗斯、新加坡、美国和世界卫生组织25名专家组成的中国—世界卫生组织联合专家考察组，利用9天时间，对北京、成都、广州、深圳和武汉等地进行实地考察调研。

3月8日 中国政府决定向世界卫生组织捐款2 000万美元，用以支持世卫组织开展抗击新冠肺炎疫情的国际合作。

3月22日 习近平向法国总统马克龙致慰问电，表示愿同法方共同推进新冠肺炎疫情防控国际合作，提出要打造“人类卫生健康共同体”。

3月26日 国家主席习近平出席二十国集团领导人特别峰会，发表题为《携手抗疫 共克时艰》的讲话。

4月14日 国务院总理李克强在北京出席东盟与中日韩（10+3）抗击新冠肺炎疫情领导人特别会议并发表讲话，介绍中国统筹推进疫情防控和经济社会发展的经验，提出全力加强防控合作、努力恢复经济发展、着力密切政策协调等合作倡议。

5月18日 国家主席习近平在第73届世界卫生大会视频会议开幕式上发表题为《团结合作战胜疫情 共同构建人类卫生健康共同体》的致辞。

6月7日 国务院新闻办公室发布《抗击新冠肺炎疫情的中国行动》白皮书，据统计截至5月31日，中国共向27个国家派出29支医疗专家组，已经或正在向150个国家和4个国际组织提供抗疫援助；指导长期派驻在56个国家的援外医疗队协助驻在国开展疫情防控工作，向驻在国民众和华侨华人提供技术咨询和健康教育，举办线上线下培训400余场；地方政府、企业和民间机构、个人通过各种渠道，向150多个国家、地区和国际组织捐赠抗疫物资。

6月18日 “一带一路”国际合作高级别视频会议举行，主题为“加强‘一带一路’国际合作、携手抗击新冠肺炎疫情”。旨在落实第二届“一带一路”国际合作高峰论坛共识，推动“一带一路”合作伙伴加强抗疫国际合作，开展复工复产经验交流与政策协调，推进高质量共建“一带一路”。会议通过了《“一带一路”国际合作高级别视频会议联合声明》。

7月23日 中国—拉美和加勒比国家应对新冠肺炎疫情特别外长视频会议举行。会议通过了《中拉应对新冠肺炎疫情特别外长视频会议联合声明》。

7月24日 上合组织成员国第三次卫生部长会议以视频会议形式召开，国家卫生健康委主任马晓伟视频连线参会并发言。会议通过了《上合组织成员国应对新冠病毒肺炎传播的有效措施综述》和《会议成果声明》。

7月27日 中国、阿富汗、巴基斯坦和尼泊尔四国外长举行应对新冠肺炎疫情视频会议。

9 月 17 日 国家卫生健康委马晓伟主任出席二十国集团（G20）财政和卫生部长视频会议并发言。会议通过了 G20 财政和卫生部长联合声明。

9 月 21 日 亚太经合组织（APEC）2020 年第三次卫生工作组会（视频）举行，来自 APEC 经济体及世界卫生组织共 70 余名代表参会。会议审议通过了《卫生工作组战略规划（2021—2025）》，审议了《北极星：健康亚太》文件，并就传染病防控、新冠肺炎疫情影响及疫苗等议题进行了研讨。

9 月 23 日 亚太经合组织（APEC）第 10 届卫生经济高级别会议（视频）举行，来自 APEC 经济体、世界卫生组织、世界银行共 100 余名代表参会。会议通过了《亚太经合组织第 10 届卫生经济高级别会议联合声明》，并就数字技术和远程医疗应对新冠肺炎疫情，经济复苏，新冠肺炎疫情影响及疫苗等议题进行了研讨。

10 月 27 日 中印尼卫生合作联委会第一次会议以视频形式举办。会上，双方正式启动了中印尼卫生合作联委会机制，就相关合作文件进行了磋商，并就抗击新冠肺炎疫情合作进行了交流。双方原则通过了本次会议纪要。

11 月 11 日 国家卫生健康委李斌副主任连线出席第十届金砖国家卫生部长视频会议。会议由金砖轮值主席国俄罗斯卫生部长米哈伊尔·穆拉什科主持，巴西、印度、南非卫生部长以及世界卫生组织代表等约 50 人参会。

11 月 24 日 “健康丝绸之路”建设暨第三届中国—东盟卫生合作论坛在广西南宁开幕。论坛倡议继续支持世界卫生组织在全球卫生治理中发挥领导作用，完善和深化中国—东盟疾病防控长效合作新机制，强化中国与东盟各国联合应对新冠肺炎疫情等突发公共卫生事件的合作。本届论坛主题为“团结合作，共建中国—东盟卫生健康共同体”。受新冠肺炎疫情影响，本届论坛采取“线上 + 线下”相结合的形式进行。

二〇二一年

1 月 18 日—26 日 中国代表团参加了世界卫生组织执委会第 148 届会议。

本届会议审议了非传染性疾病、2030年免疫议程、脊灰、全球患者安全行动、抗微生物药物耐药性、总干事报告、2022—2023年规划预算、世卫组织在突发卫生事件领域的工作、世卫组织改革等40余项技术和行政议题。会议审议了口腔卫生、健康问题社会决定因素等5项决议，以及加强世卫组织全球突发卫生事件防范和应对、糖尿病、世卫组织治理改革等13项决定。

2月3日 国家卫生健康委与欧盟委员会卫生和食品安全总司以视频连线的方式共同举办2021年度中欧卫生对话。会上，双方代表各就新冠肺炎疫情防控和传统医药应用等议题深入交流，重申愿加强抗疫经验分享和技术交流，共同维护双方人民健康和全球卫生安全。

2月27日 亚太经合组织（APEC）2021年第一次卫生工作组会以视频会议形式举行，由卫生工作组共同主席加拿大和马来西亚共同主持，来自APEC 17个经济体及世界卫生组织共80余名代表参会。国家卫生健康委国际司、中国疾病预防控制中心代表参会并发言。会议审议通过了卫生工作组2021年度工作计划，听取了疫苗、精神卫生、营养、健康老龄化、老年痴呆和慢病防控等领域工作进展。中国代表介绍了新冠肺炎疫苗接种、慢病防控等领域工作进展，并参与了相关议题的讨论。